これからはじめる

周術期

口腔機能管理マニュアル

第2版

監修　別所和久
京都大学大学院医学研究科感覚運動系外科学講座口腔外科学分野

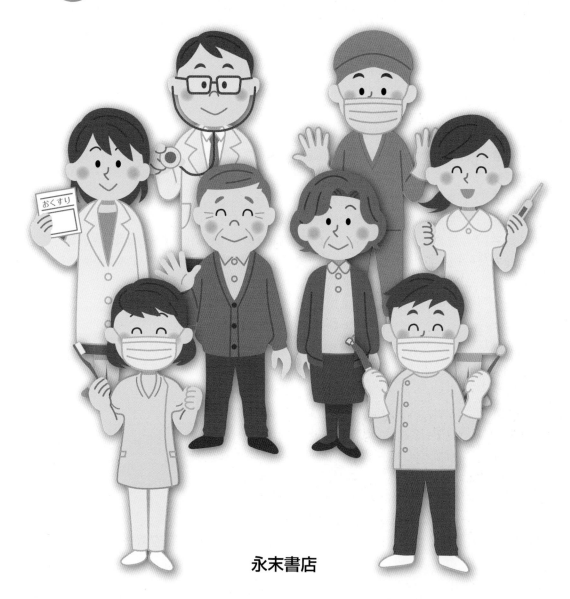

永末書店

● 著者一覧 ●

＜監修・執筆＞

別所和久　　　京都大学大学院医学研究科感覚運動系外科学講座口腔外科学分野教授

＜執筆＞(五十音順)

浅田裕美　　　京都大学大学院医学研究科社会健康医学系専攻健康情報学分野大学院生
　　　　　　　（がん放射線療法看護認定看護師）

伊藤功朗　　　京都大学大学院医学研究科呼吸器内科学講師

井上　悠　　　京都大学医学部附属病院歯科口腔外科医員

井口治男　　　日本赤十字社和歌山医療センター放射線治療科部副部長
　　　　　　　（元 京都大学医学部附属病院放射線治療科助教）

江藤　愛　　　京都大学医学部附属病院歯科口腔外科歯科衛生士

大内紗也子　　京都大学医学部附属病院看護部副看護師長（がん看護専門看護師）

大森孝一　　　京都大学大学院医学研究科耳鼻咽喉科・頭頸部外科教授

奥田竜二　　　京都大学医学部附属病院歯科口腔外科医員

加藤源太　　　京都大学医学部附属病院診療報酬センター准教授

兼吉真千子　　スギ薬局薬剤師
　　　　　　　（元 京都大学医学部附属病院薬剤部薬剤師）

鎌苅裕道　　　京都大学医学部附属病院医務課掛長（診療報酬センター）

川田将義　　　京都大学医学部附属病院薬剤部薬剤師

北村守正　　　京都大学大学院医学研究科耳鼻咽喉科・頭頸部外科講師

桐澤知子　　　京都大学医学部附属病院歯科口腔外科医員

小寺陽子　　　京都大学医学部附属病院看護部副看護師長（がん化学療法看護認定看護師）

武井典子　　　公益財団法人ライオン歯科衛生研究所研究開発室（公益社団法人日本歯科衛生士会会長）

竹島万貴　　　京都大学医学部附属病院歯科口腔外科歯科衛生士

田中絵美　　　京都大学医学部附属病院歯科口腔外科歯科衛生士

田村享子　　　京都大学医学部附属病院歯科口腔外科歯科衛生士

田村　寛　　　京都大学国際高等教育院附属データ科学イノベーション教育研究センター特定教授

辻井泰子　　　元 京都大学医学部附属病院歯科口腔外科歯科衛生士

中尾一祐　　　京都大学医学部附属病院歯科口腔外科講師

野村基雄　　　京都大学医学部附属病院腫瘍内科院内助教

原田馨子　　　京都大学医学部附属病院歯科口腔外科歯科衛生士

平井豊博　　　京都大学大学院医学研究科呼吸器内科学教授

藤谷（堤）薫　日本バプテスト病院（緩和ケア認定看護師）
　　　　　　　（元 京都大学医学部附属病院看護部看護師）

松原和夫　　　京都大学医学部附属病院薬剤部教授

溝脇尚志　　　京都大学大学院医学研究科放射線腫瘍学・画像応用治療学教授

武藤　学　　京都大学医学部附属病院腫瘍内科教授

邑田　悟　　愛媛大学医学部附属病院救急科病院助教

　　　　　　（元 京都大学医学部附属病院初期診療・救急科特定病院助教）

柳原一広　　関西電力病院腫瘍内科部長

　　　　　　（元 京都大学大学院医学研究科探索臨床腫瘍学講座特定准教授）

家森正志　　滋賀医科大学医学部歯科口腔外科学講座講師

　　　　　　（元 京都大学医学部附属病院歯科口腔外科助教）

吉永志津加　京都大学医学部附属病院歯科口腔外科歯科衛生士

吉村通央　　京都大学大学院医学研究科放射線腫瘍学・画像応用治療学講座講師

＜協力者＞ (五十音順)

石井孝典　　公益財団法人ライオン歯科衛生研究所

高田康二　　公益財団法人ライオン歯科衛生研究所

武田　香　　公益財団法人ライオン歯科衛生研究所歯科衛生士

●●● もくじ ●●●

第3章　データで見る口腔機能管理の効果

1．周術期等における口腔機能管理のための客観的なアセスメントをめざして

資料編

資料作成　田中絵美／武井典子／別所和久

第1章

はじめに

チーム医療としての周術期における 口腔機能管理の考え方

1）チーム医療による口腔機能管理が全身へ及ぼす影響

「周術期における口腔機能管理等、チーム医療の推進」が平成24年度歯科診療報酬改定で重点課題とされて以来、その後の改定においても推進、充実を図るべく、増点・適応拡大が行われています。これは口腔機能管理の全身へ及ぼす影響が高く評価された結果に他なりません。また、チーム医療に関しては、種々の分野でその重要性が認識され、多くの医療施設において推進されています。

近年、骨吸収抑制剤を服用している骨粗鬆症患者などに発症する顎骨骨髄炎に関する問題でも、チーム医療の必要性が認識されるとともに、医師・歯科医師間の連携が不十分であることも明らかにされました。この連携に関しては徐々にではありますが、多くの病院において医師・歯科医師間のみならず、看護師、薬剤師、言語聴覚士、歯科衛生士、医療事務職員なども含んだ医療従事者により、チーム医療・多職種協働という標語の下に、未だ十分とは言えないまでも確立される方向に進んで来ています。また、周術期に限定せず、抵抗力の落ちた易感染状態の患者等における口腔機能管理は、以前より、その重要性が歯科医療関係者から訴え続けられており、病院、医師等の理解を得て医療費低減という著明な成果を得ている施設もあります[1]。

口腔機能管理を行うことは、術前術後の誤嚥性肺炎の発症抑制、術創の感染抑制などとともに在院日数も減少させることができるため、患者自身のみならず社会全体の医療費の削減にもつながります。また、口腔機能の維持や口内炎の発症抑制は経口摂取を可能にし、がんなどに対する厳しい治療の継続に貢献するだけでなく、回復力を高めることや QOL（生活の質）の維持・向上にも寄与します。これらの有益性は、一時的な口腔機能管理にかかる患者の歯科医療費負担の問題を、遙かに凌駕するものと考えます。

2）口腔機能管理とは

口腔機能管理にはオーラルケアのみならず、キュアの部分である口腔疾患の治療も併せて行う必要があります。つまり、「口腔機能管理（日本歯科医学会では、口腔健康管理）＝オーラルケア＋口腔疾患の治療」（図1）であり、治療の必要なう蝕、歯周病に代表される歯の欠損や口腔粘膜の疾患、口腔機能の異常などを放置したままケアのみを行っても、口腔機能を管理・マネジメントできません。また、口腔ケア＝口腔清掃と誤解されていることも多いため、あえて本マニュアルでは「オーラルケア」という用語を使用しています。

口腔清掃のみではオーラルケアとしては片手落ちで、口腔機能のケアも併せて行わないかぎり、効果は上がりません。つまり、「オーラルケア＝器質的オーラルケア（口腔清掃＋α）＋機能的オーラルケア（口腔機能訓練）」であり、多くの病院で労力ばかりかけ、効果が上がっていないのは、口腔清掃さえすればよいと誤解されているからです。口腔機能が低下している患者に口腔清掃のみを行うと、歯の表面や口腔粘膜から口腔内微生物を引き剥がし遊離させることになります。そして、その遊離した微生物を十分に回収できないと、気道や食道を通じて肺や胃に押し込む結果になることを理解しておかなければなりません。

なお、器質的オーラルケアには口腔清掃以外に「口腔疾患の症状緩和や予防」なども必要となることがあります。また、機能的オーラルケアは摂食機能のみならず、構音機能など多くの口腔の果たす役割・機能すべてを健康に保つべくケアすることです。摂食機能訓練には間接訓練と直接訓練があり、摂食機能には摂食の各段階である捕食機能・咀嚼機能・嚥下機能などのすべてが含まれています。

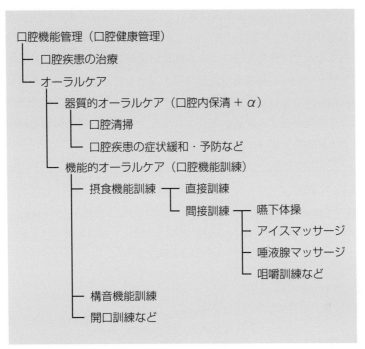

図1　口腔機能管理（口腔健康管理）の模式図

　周術期を含む急性期疾患患者に対する口腔機能管理は容易なものではなく、専門的な知識を要求されるとともに、チーム医療が必要とされます。

　主治医や担当看護師は、歯科医師や歯科衛生士から口腔機能管理に必要な処置内容と侵襲の程度の情報を得ることが必要であり、処置にあたる歯科医師や歯科衛生士は現在の患者の全身状態、治療方針を十分把握することが必要です。

　口腔機能管理にはこうしたチーム医療が必要であることがようやく評価されたために、平成24年度改訂で重点課題として大きく取り上げられ、その後も推進、充実が図られていると理解しています。患者を中心とした医療の提供を一層促進するために、大学病院や総合病院などにおいて多職種連携確立への努力をすべきではないでしょうか。チーム医療なくしては、術前から術後に継ぎ目なくつながる効果的な周術期口腔管理をなしえません。すべての医療施設において一日も早くそういったシステムを構築、整備すべきであると考えています。

1）改定の目的

平成 24 年度の診療報酬改定は、「社会保障・税一体改革成案」で示された令和 7 年のイメージを見据えつつ、あるべき医療の実現に向けた第一歩の改定であると位置づけられました。そのなかで、「急性期医療等の適切な提供に向けた病院勤務医等の負担の大きな医療従事者の負担軽減」という項目があり、さらにそのなかに「病棟薬剤師や歯科等を含むチーム医療の促進」という項目がありました。医療連携により誤嚥性肺炎等の術後合併症の軽減やそれによる在院日数の短縮化を図る目的で、対象をがん患者等と限定していますが「周術期における口腔機能の管理」という項目での評価が始まりました。その後の 2 年ごとの診療報酬改定でも、さらに項目の追加や対象の拡大など、評価が拡充されてきています。厚生労働省が示す周術期における「口腔ケア」の具体的なイメージは図 1 のようになっています。

【手術を行う診療科】　【歯科】	【歯科】	【歯科】	【歯科】
・化学療法及び手術　・口腔機能管理計画を実施することが　　の策定、術前の治療決定 術前より口腔機能に問題があれば、出来る限り早期より機能訓練等は開始しなければならない。 　　　　手術前	・術前の化学療法 ・口腔粘膜炎の処置 ・術前の口腔機能管理 　　　　入院中	・手術	・術後の口腔機能管理 　　退院後

医科歯科連携の推進	周術期等の口腔機能管理の実態に応じた見直し	放射線療法や化学療法に対する口腔機能管理の充実
①診療情報提供料（Ⅰ）の歯科医療機関連携加算の対象手術の拡大 ②周術期口腔機能管理後手術加算の対象手術の拡大	①「周術期口腔機能管理計画策定料」等の関連する項目を「周術期等口腔機能管理計画策定料」等に名称変更 ②周術期等の口腔機能管理の対象患者の適応拡大と目的の明確化 ③手術後早期に口腔機能管理を開始する場合の取扱いの明確化	①手術前の周術期等口腔機能管理料（Ⅲ）の算定要件の見直し ②放射線療法又は化学療法による口腔粘膜炎に対する専門的口腔衛生処置の新設

図 1　入院前から退院後における口腔機能管理の流れ[2) 改変]
病院における口腔機能管理の目的は、主として侵襲性の大きな外科的手術後、放射線療法や化学療法の合併症（人工呼吸器関連肺炎、がん治療における感染・口内炎対策や誤嚥性対策等）の予防です。しかしながら、全国の病院に「歯科」があるわけではなく、そのため、途切れのない口腔機能管理を提供するために、入院前や退院後における歯科医療機関の口腔機能管理、入院中における病院での口腔機能管理や病院と歯科医療機関との連携が必要となります。

2）オーラルケアの重要性

　平成 24 年度の診療報酬改定のなかでは、周術期のオーラルケアが高く評価され、新しい医学管理料として設定されることになりました。これまでは、オーラルケアの重要性が認められつつも診療報酬による評価まではたどり着きませんでしたが、手術後の経過によっては術前・術後の 3 カ月間で最大 3,000 点以上が算定されるようになりました。

　包括入院診療費制度（DPC）を採用している病院でも、これらの歯科診療は歯科レセプトでの請求となり、初・再診料やこの周術期口腔機能管理料のみならず、実際に必要となる周術期等専門的口腔衛生処置や歯科口腔外科的治療などの実施行為も DPC のなかに包括されることがないため、そのまま病院の収益につながると考えられます。平成 26 年度以降、医科点数表でも表 2 のように直接の評価が加わっています。こうしたことから、医療面だけでなく、経営面でもオーラルケアの重要性が増していると言えるでしょう。

3）平成 30 年度診療報酬改定の概要

　算定の主な内訳を次ページの表 1 および表 2 に示します。

　①②④は 1 回限りですが、③は退院後術後 3 カ月以内であれば月 1 回、⑤は入院中術後 3 カ月以内であれば月 2 回、⑥は放射線治療または化学療法期間（①で策定された期間）中は月 1 回算定できます。

　平成 24 年度の診療報酬改定では、オーラルケアの評価の対象が「がん等」の患者さんに限定されていました。その後、医科から歯科への周術期口腔機能管理の依頼が徐々に定着するとともに、医科において歯科医療機関連携加算あるいは周術期口腔機能管理後手術加算を算定できない、急性期脳血管疾患や整形外科疾患の手術患者等に対しても、口腔機能管理の依頼が積極的に行われている傾向が明らかになりました。こうした傾向を踏まえて、平成 30 年度の診療報酬改定ではこの口腔機能管理の目的が、口腔内細菌による合併症や免疫力低下により生じる病巣感染、気管内挿管による誤嚥性肺炎等の術後合併症の予防にある、と明確化され、周術期等口腔機能管理料（Ⅰ）、（Ⅱ）の算定対象は、頭頸部領域・呼吸器領域・消化器領域等の悪性腫瘍手術、心臓血管外科手術、人工股関節置換術等の整形外科手術、臓器移植手術、造血幹細胞移植、脳卒中に対する手術と拡大されました。なお、脳卒中に対する手術など緊急手術の場合でも、術後早期に依頼を受けて行った場合には周術期等口腔機能管理計画策定料と周術期等口腔機能管理料（Ⅲ）（手術後）算定可能です。また、術前放射線治療・化学療法を行う場合には、周術期等口腔機能管理料（Ⅰ）、（Ⅱ）（手術前）と周術期等口腔機能管理料（Ⅲ）は同月に併せて算定可能です。あわせて、これらの一連の加算名称も、「周術期等…」と改められました。

　周術期等専門的口腔衛生処置 1・2（92・100 点）は、周術期等口腔機能管理料（Ⅰ）または（Ⅱ）、（Ⅲ）を算定した入院中の患者に対し、歯科医師の指示を受け、歯科衛生士が専門的口腔清掃を行った場合、この管理料算定月において、術前 1 回、術後 1 回に限り算定できます。ただし、（Ⅲ）のみ入院・外来患者に対し算定月に月 1 回算定可。歯科治療、検査始め、歯科衛生実施指導料 1・2（80・100 点）も周術期等口腔機能管理を行っている間も算定可能です（同時算定可）。

表1　周術期等口腔機能管理料の内訳

算定項目	回数	点数
①周術期等口腔機能管理計画策定料	1回限り	300点
②周術期等口腔機能管理料（Ⅰ-1） （手術前）	外来（入院前）または他院入院中 1回限り	280点
③周術期等口腔機能管理料（Ⅰ-2） （手術後）	外来（退院後）または他院入院中 3カ月以内3回限り	190点
④周術期等口腔機能管理料（Ⅱ-1） （手術前）	入院中 1回限り	500点
⑤周術期等口腔機能管理料（Ⅱ-2） （手術後）	入院中　術後　3カ月以内月2回	300点
⑥周術期等口腔機能管理料（Ⅲ） （放射線治療または化学療法、 緩和ケア）	治療開始前（予定）から治療後の 緩和ケア中まで　月1回	190点
診療情報提供料	月1回	250点

表2　医科点数表での評価

算定項目	点数
❹診療情報提供料（Ⅰ）歯科医療機関連携加算	100点
❺周術期口腔機能管理後手術加算	200点

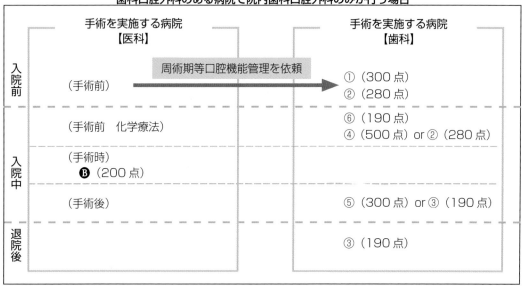

歯科口腔外科のある病院で院内歯科口腔外科のみが行う場合

図2　手術前に化学療法を実施する場合の周術期等管理のイメージ（歯科標榜がある病院）

　平成24年度診療報酬改定で、新しく周術期口腔機能管理料が設定され、2年ごとの診療報酬改定でさらに拡充されてきました。これは歯科口腔外科を併設している病院にのみ適応されるわけではなく、医科診療を行っていない歯科診療所でも算定は可能な制度となっています。

　手術等を行う医療機関の依頼を受け、患者またはその家族の同意を得たうえで、歯科診療のみを実施している保険医療機関も**表1**内の該当点数を算定することができます。

　全国の病院に「歯科口腔外科」があるわけではありませんし、病院内の歯科口腔外科だけでは重要性が増している必要な口腔機能管理のすべてを担いきれるわけでもありません。途切れのない口腔機能管理を提供するために、入院前や退院後における歯科医療機関の口腔機能管理、入院中における病院での口腔機能管理や病院と歯科医療機関との連携がますます重要となってきます。

　入院中の口腔機能管理を担当していた病院内歯科口腔外科から診療情報提供書に周術期等口腔機能管理計画書も同封していただき、紹介先の歯科診療所などでその計画に基づいた口腔機能管理を実践してもらうことも求められている姿かと思われます。

　がん診療を中心的に行う医療機関内に歯科口腔外科がある場合、医療機関内に歯科口腔外科がない場合、歯科口腔外科はあっても現実的に関連診療をすべてカバーできない場合など、医療機関それぞれに事情を抱えてはいることと思いますが、いずれのケースにおいても何らかの周術期等口腔機能管理診療を担い、国民の健康増進に寄与することに見合った診療報酬を算定することが期待されています。次ページの**図3**を参考に読者のみなさんが貢献できる役割について確認していただければと思います。

　図3内の記号は、必要となる書類などを示しています。下記を参考にしてください。

Ⓐ診療情報提供書 術前（資料編Ⓐ）

Ⓐ' 診療情報提供書 術後（資料編Ⓐ'）

Ⓑ周術期等口腔機能管理計画書（資料編Ⓑ）

Ⓒ周術期等口腔機能管理報告書 術前、Ⓒ' 周術期等口腔機能管理報告書 術後（資料編Ⓒ・Ⓒ'）

Ⓓ返書（資料編Ⓓ）

ⓐ同意書（資料編ⓐ）

ⓑ患者への報告（初回・資料編ⓑ）

ⓒ患者への報告（2回目・資料編ⓒ）

ⓓ看護師用の口腔内アセスメント表（資料編ⓓ）

Ⓐ患者説明用資料（主治医よりの説明時に使用、資料編Ⓐ）

Ⓑ周術期等患者への説明用資料（資料編Ⓑ）

Ⓒ化学療法・放射線治療患者への説明用資料（資料編Ⓒ）

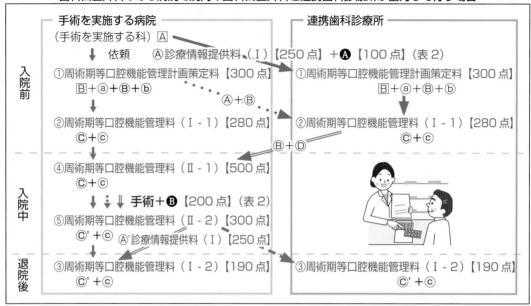

歯科口腔外科のある病院で院内の歯科口腔外科と連携歯科診療所が協力して行う場合

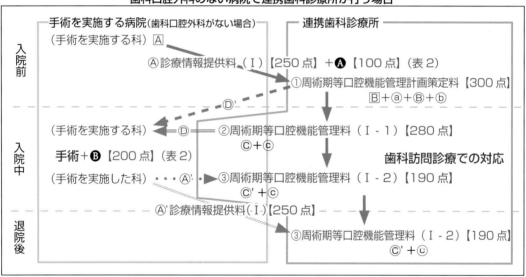

歯科口腔外科のない病院で連携歯科診療所が行う場合

図3　周術期等における口腔機能管理のイメージ
上は歯科口腔外科が病院内にある場合、下は歯科口腔外科が病院内にない場合。
Ⓐなどの必要書類を、病院と連携する歯科診療所との間でやり取りすることが必須となっています。2回目以降のⒷに関しては必ずしも毎回必要なわけではありませんが、病態変化に応じた周術期等口腔機能管理計画の変更を他施設とも共有する必要があるため、患者が移動する際には添付し、変更内容を診療情報提供書内で説明しておくことが望ましいと考えられます。このことは診療情報提供料算定の根拠という観点でも大切なことかもしれません。
ⓑ・ⓒの書類を患者に手渡すことも必須となっています。患者本人の理解が周術期等口腔機能管理の質の向上に欠かせませんし、診療報酬請求時のトラブル防止にもなります。Ⓓ返書内の例文を参考に工夫されることが望ましいでしょう。
なお、化学療法、放射線療法、または両者併用療法の場合、②③④⑤はすべて⑥周術期等口腔機能管理料（Ⅲ）になります。

3 本マニュアルの活用方法

1）マニュアル作成にあたって

　本マニュアル初版作成当初の目的としては、周術期等・入院期間中に最も患者に接する時間の多い看護師向けに、口腔機能管理の実践的マニュアルを提供し、すべての入院患者に、より質の高い医療を提供することを考えていました。しかしながら、マニュアル作成を進めていく間に、入院前・退院後の外来通院中の口腔機能管理も併せて行う必要があることや現状を鑑みれば、看護師だけではなく、医師・薬剤師・管理栄養士・言語聴覚士・医療事務職員の口腔機能管理への理解も必要であることがわかってきました。また元来、口腔機能管理に関する専門的知識を備えているべき歯科医師・歯科衛生士にも知識整理と管理手法の修得が必要であることもわかってきました。したがって、執筆者も多職種に依頼し、対象を広く、医療従事者すべてを対象とした実践マニュアルとして改編しました。その初版は多くの医療施設に従事される多職種の方々に注目して頂き、ご愛読、ご活用頂いたお陰で発刊後 7 年を経てこの度改訂版を作成するに至りました。7 年経ちますと、複数回の保険改定も行われており、本マニュアル執筆者所属施設のシステムも改良され続けていますので、新たに周術期等口腔機能管理を始められる医療施設で参考にされるには、より良いマニュアルとなっています。

　看護教育の指導者としてフローレンス・ナイチンゲールと並び、「看護のファースト・レディー」「最初の真の国際的看護師」とも称されるヴァージニア・ヘンダーソンの 50 年以上前の著書には、すでに「患者の口腔内の状態は看護の質を最も良く反映する指標のひとつである」との記載があります。これは、昏睡状態の患者に対する口腔清掃には高度な技術を要し、熟練した看護師でないと有効かつ安全に口腔清掃を行うことが難しいことから、このような表現を使っているものと考えられますが、少なくとも口腔内の状態を清潔に保つことを看護の一部どころか、重要な部分として認識していたことだけは明らかです。

　残念ながら、現在の看護現場ではオーラルケアの手法を知らないことなどの理由から、口腔内のことはすべて歯科医師や歯科衛生士に任せておけばよいと考えられ、口腔のみを全身から切り離し、観察・評価しない病院や医療施設も少なくありません。逆に、病状を十分に理解できていない恐怖や遠慮により、特に重篤な疾患をもつ入院患者の口腔内をまったく診ない歯科医師や歯科衛生士も少なくありません。

　本マニュアルは口腔機能管理マニュアルにとどまらず、種々の職種・科がそれぞれの専門得意分野の知識・技術を集結したチーム医療マニュアルの参考にもなることを期待しています。

2）チーム医療としてのシステム構築のために

　前述の通り、口腔清掃はオーラルケアや口腔機能管理のすべてだと誤解されているだけでなく、食物残渣や痰を口腔内から取り除くことや含嗽を口腔清掃であると誤解している医療従事者も少なくありません。このことは、現時点でオーラルケアの重要性が認識されていない状況を表しているのかもしれません。

　口腔機能管理がきちんと実施されている病院では、看護師が口腔機能管理の重要性を理解し、

第
1
章

9

口腔は看護の基本であり歯科任せにするのではなく、口腔内の状態をよく観察し、歯科医療従事者と連携しようとする姿勢をもっており[3]、その観察力の細やかさや鋭い指摘には驚かされます。

　わが国では歯科の存在する病院は全体のわずか13％に過ぎず、歯科の存在する病院でも入院患者すべてのオーラルケアを直接指導できるほどの歯科医療従事者は配置されていません。したがって、病院においては日々の患者の変化を一番よく観察できる看護師がオーラルケアを患者に直接指導する中心となり、周術期等口腔機能管理計画を策定する際や問題・必要が生じた際に歯科医師・歯科衛生士が評価・改善提案し、その他の医療従事者も積極的に関与・援助するようなチーム医療としての口腔機能管理システム構築が必要となります。

3）質の高い医療提供のために

　まず、患者はもちろんのこと、指導する看護師をはじめとする医療従事者側も本マニュアルで項を設けて解説している手術・放射線治療・化学療法自体に口腔の状態が大きな影響を及ぼすことなど、口腔機能管理の重要性を理解する必要があります。そして、口腔機能管理の重要性を説明し納得してもらうためには、この分野で最も遅れている口腔機能管理の評価を行えるシステムが必要となります。この評価が可能となれば、患者のモチベーションを高めるだけではなく、歯科以外の医療従事者にも口腔機能管理の重要性が理解されやすくなり、改善にもつなげることができます。つまり、病院においては看護師を中心とし医師、歯科医師、歯科衛生士（歯科の存在しない多くの病院では連携歯科診療所等所属の歯科医師、歯科衛生士）、薬剤師、管理栄養士、言語聴覚士なども加わったチーム編成によるシステム構築が、PDCA（計画・実行・評価・改善）サイクルをスパイラルアップさせながら患者の口腔機能管理を可能にし、摂食状況の把握、栄養改善、ADL（日常生活動作）の向上をも図り、質の高い医療提供を可能とする最良の手段ではないかと考えています。

　これを目指す口腔機能管理チーム編成の参考・契機として、多職種にわたる医療従事者が本マニュアルを活用していただければ、忙しい日常業務の合間を縫ってマニュアル作成に協力してくれた執筆者一同の労は報われると信じています。一日も早くすべての医療施設に多職種協働口腔機能管理チームが編成され、より質の高い医療提供の可能な口腔機能管理システムが構築されることを期待しています。

医科歯科併設病院の経営に与える影響

1）積極的な取り組みが望まれる

　急性期病院では、7対1看護体制加算の算定をはじめとして、看護必要度に基づく重症者比率の維持や在院日数の抑制などが必須要件に挙げられるようになり、対策が求められています。オーラルケアへの積極的な取り組みは、看護必要度に挙げられる「口腔清潔」の質の向上に加え、口腔内観察の機会増加、口内炎や誤嚥性肺炎などの低下を通じた平均在院日数の短縮にも寄与すると期待されています。過去にも、周術期等のオーラルケアを施行することにより、在院日数の減少と発熱日数の減少につながったと報告されており[4]、オーラルケアの実践が望まれているといえます。

　もちろん、これらの合併症の抑制は個々の症例でのメリットにつながるだけでなく、医療機関全体で提供される医療の質の向上にもつながります。特にDPCを採用している医療機関では、合併症発生時に追加で使用することになる薬剤などの追加請求ができないため、合併症発生の抑制は経営の視点からも避けては通れない課題となっています。

2）オーラルケアによって期待される効果

　病棟回診による口腔内評価、患者への直接指導や毎日のケアを担当する看護師への効率的なオーラルケアを行うための助言・提言だけでも医療の質の向上が大いに期待されますが、なかには患者本人や家族の誤解から不十分な口腔清掃のために病的な口腔内所見を呈し、歯科口腔外科の外来での検査や処置を経た指導が必要な場合もあります。こうした症例への積極的な介入は、第3次予防として重要であることは言うまでもありませんが、各処置項目などの算定実績の向上にもつながり得ます。さらにDPC算定時には、医療機関ごとに決定される医療機関別係数によって請求点数が決定されますが、特に先に述べたような在院日数の短縮は医療機関別係数に含まれる効率性係数の向上にもつながるため、オーラルケアの推進は病院全体にとっても歓迎すべき効果が期待できます。

　また、医科点数表にも「歯科医療機関連携加算」「周術期口腔機能管理後手術加算」といった項目が新設され、拡充もされています。医科との連携の充実への期待は一層大きくなっているといえるのではないでしょうか。

3）増収＝患者負担増の認識

　2012年春には、京都大学医学部附属病院（以後、当院）でもオーラルケアチーム（歯科医師1名と歯科衛生士2名からなる）を編成し、半日×3日間／1週間のオーラルケア回診を実施することで、その業務負担と収益についての試験的な評価を行いました。4カ月の医療行為の算定点数（初再診料、周術期等口腔管理料、【当時の】周術期等専門的口腔衛生処置、歯科口腔外科的治療など）は月平均約11万点の増加となり、必要とされる増加経費を大きく上回ることが確認できました。しかし、こうした増収は裏を返せば患者さんの負担増でもあるため、

第1章

オーラルケアの施行前にはその意義を十分に説明したうえで、増加する負担分に関しても事前にしっかりと説明するようにしています。

　2019 年 4 月現在でも、必要性が認められる全ての患者にオーラルケアを実施できているとはいえず、オーラルケアチームの増設にむけて院内でも医療的効果・経営への寄与双方の観点から説明を継続していく必要も残っています。

参考文献

1．チーム医療としての周術期における口腔機能管理の考え方

　1）別所和久 監修：口腔機能の維持・向上による全身状態改善のためのオーラルケア・マネジメント実践マニュアル．東京；医歯薬出版株式会社，2010.

2．平成 30 年度診療報酬改定の概要

　2）厚生労働省保険局医療課（平成 30 年 3 月 5 日）．https://www.mhlw.go.jp/file/06-Seisakujouhou-12400000-Hokenkyoku/0000203140.pdf

3．本マニュアルの活用方法

　3）別所和久 監修：口腔機能の維持・向上による全身状態改善のためのオーラルケア・マネジメント実践マニュアル．東京；医歯薬出版株式会社，2010.

4．医科歯科併設病院の経営に与える影響

　4）小出康史ほか：周術期患者に対する口腔管理システムの樹立と評価．日本口腔検査学会雑誌 2（1）：45-49，2010.

第2章
各治療期における口腔機能管理

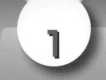

各治療期における口腔機能管理
EAT-10　嚥下スクリーニング

1）入院時全例嚥下スクリーニング

　　日本は世界で類をみないほど急速に高齢化が進んでいます。65歳以上の高齢化率は2018年に28.1％となり、2025年には約30％、2060年には約40％に達すると予想されています。また現在65歳以上において、肺炎は、悪性新生物、心疾患に続いて死因の第3位であり[1]、その多くは誤嚥性肺炎であることが知られています。高齢になると摂食嚥下機能が徐々に低下してくるため、誤嚥性肺炎は今後ますます増加してくることが予想されます。

　　入院している患者の多くは高齢者であり、入院時に患者自身が嚥下困難感やむせを自覚していなくても不顕性誤嚥を伴うことは少なくありません。また、家族への食事状況の聞き取りだけでは、嚥下障害が見落とされることも多くあります。そのため、入院時における高齢者の誤嚥性肺炎への対応は早急な課題といえます。

（1）入院時全例嚥下スクリーニングの導入

　　京都大学医学部附属病院（以後、当院）では入院時に嚥下障害の可能性のある患者を見つけ出すために、医療安全管理部の協力の下、入院時に小児科・産科・特殊ユニットを除く全患者に対して嚥下スクリーニングを行っています。

a. スクリーニングの方法

　　一次スクリーニングは質問紙法である摂食嚥下スクリーニング質問紙票 Eating Assessment Tool-10（EAT-10）[2]（**図1**）を、二次スクリーニングでは病棟看護師による水飲みテスト（改訂水飲みテストおよび30mL水飲みテスト）を行っています。水飲みテストの詳細に関してはp.36を参照してください。**図2**のフローチャートに従って、スクリーニングを行い、陽性と判断した患者は言語聴覚士が評価を行うようにしています[3]。

嚥下（飲み込み）に関するアンケート

当院では肺炎につながる可能性のある「誤嚥」（食べ物が誤って気管に入ってしまうこと）を見つけ出すために、嚥下（飲み込み）に関するアンケートを行っていますので、ご協力お願いいたします。

■以下の質問について、あなたの状態に最も近いものを選んで数字に○を付けてください。

質問1：飲み込みの問題が原因で体重が減少した	質問6：飲み込むことが苦痛だ
0... 体重は減少していない 1... よくわからない 2... 3カ月で0～1kg体重が減少した 3... 3カ月で1～3kg体重が減少した 4... 3カ月で3kg以上体重が減少した	0... 全くそうは感じない または そういう問題はない 1... めったにそうは感じない 2... ときどきそう感じることがある 3... よくそう感じる 4... いつもそう感じる
質問2：飲み込みの問題が外食に行くための障害になっている	質問7：食べる喜びが飲み込みによって影響を受けている
0... 全くそうは思わない 1... めったにそうは思わなかった 2... ときどきそう思うことがあった 3... よくそう思った 4... いつもそう思った	0... 全くそうは感じない または そういう問題はない 1... めったにそうは感じない 2... ときどきそう感じることがある 3... よくそう感じる 4... いつもそう感じる
質問3：液体を飲み込むときに余分な努力が必要だ	質問8：飲み込むときに食べ物がのどに引っかかる
0... 全くそうは感じない または そういう問題はない 1... めったにそうは感じない 2... ときどきそう感じることがある 3... よくそう感じる 4... いつもそう感じる	0... 全くそうは感じない または そういう問題はない 1... めったにそうは感じない 2... ときどきそう感じることがある 3... よくそう感じる 4... いつもそう感じる
質問4：固形物を飲み込むときに余分な努力が必要だ	質問9：食べるときにせきが出る
0... 全くそうは感じない または そういう問題はない 1... めったにそうは感じない 2... ときどきそう感じることがある 3... よくそう感じる 4... いつもそう感じる	0... 全く出ない 1... めったに出ない 2... ときどき出ることがある 3... よく出る 4... いつも出る
質問5：錠剤を飲み込むときに余分な努力が必要だ	質問10：飲み込むことはストレスが多い
0... 全くそうは感じない または そういう問題はない 1... めったにそうは感じない 2... ときどきそう感じることがある 3... よくそう感じる 4... いつもそう感じる	0... 全くそうは感じない または そういう問題はない 1... めったにそうは感じない 2... ときどきそう感じることがある 3... よくそう感じる 4... いつもそう感じる
合計点数：	令和　　　年　　　月　　　日

お名前：＿＿＿＿＿＿＿＿＿＿＿＿＿＿＿＿＿

アンケート記入者：　ご本人・ご家族・医療従事者

図1　摂食嚥下スクリーニング質問紙票 Eating Assessment Tool-10（EAT-10）[2] 改変

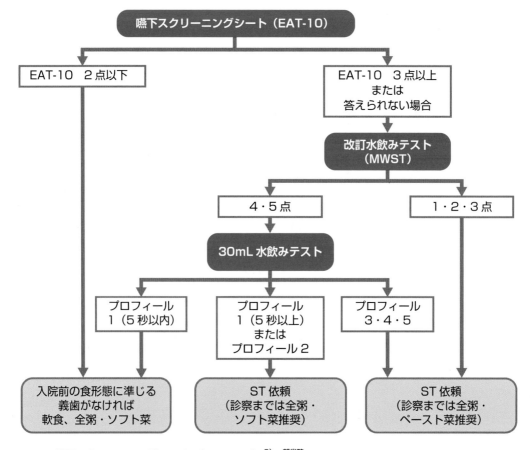

図2　嚥下スクリーニングシート（EAT-10）[3) 一部省略]

b. スクリーニング導入の経過

　当院は病床数1121床、23病棟を有する大規模な急性期病院であり、全病棟でスクリーニングを同時に導入するのは困難です。そのため、2016年1月にまずワーキンググループを立ち上げ、同年3月から3病棟で開始しました。同年8月に1病棟、2017年1月にも1病棟増やし、5病棟でスクリーニングを行いながら問題点を洗い出し、修正を行いました。

　スクリーニング導入の必要性や方法を周知するために医療安全講習会やNST委員会主催の勉強会を繰り返し行い、さらに電子カルテ上には水飲みテストの手技に関するeラーニングによる学習環境を整えました。また全病棟において嚥下スクリーニングを行った場合、言語聴覚士への評価依頼が増加することが予想されたため、病院に対して言語聴覚士を3名から5名の増員を病院に要請したところ、受諾されました。各病棟においてスクリーニングを開始する際は、摂食嚥下障害看護認定看護師が何度も足を運び、水飲みテストの指導を行いました。

　スクリーニングを施行する病棟を徐々に増やし、2018年3月、産科・小児科・特殊ユニットを除く全病棟にて入院時嚥下スクリーニングを行えるようになりました。

c. 全病棟でのスクリーニング導入後の経過

　スクリーニング陽性として言語聴覚士への評価依頼があったのは全体の約3％であり、その約60％において言語聴覚士の介入が必要でした。早くから言語聴覚士の専門的な視点で評価を受けることで、嚥下障害の予防的な介入につながり、スクリーニングの効果はあったと考えています。

　スクリーニング導入により、医療従事者の嚥下に対する意識の変化も認められ、スクリーニングで陰性であっても患者を観察していておかしいと感じたら言語聴覚士に評価を依頼してくることもあります。このようにスクリーニングを導入することにより、副次的な効果もあると考えています。

1）周術期等の口腔機能管理の流れ

入院から退院後における口腔機能管理の流れをp.8図3に示しました。以下の説明と合わせて参照してください。

（1）入院前または入院時のオリエンテーション

診断が確定し、入院が決定した時点で行われる、入院前または入院時のオリエンテーション時に、主治医より口腔機能管理の重要性と歯科への受診の必要性が説明されることで、口腔機能管理へとつながります。そのために、主治医や看護師、医療事務職員に、Ⓐ患者説明用資料「治療前の歯科口腔外科受診のお勧め」（資料編Ⓐ）を渡し、患者への説明を依頼します。患者より入院前の口腔機能管理を受けるという同意が得られたら、主治医や看護師から歯科口腔外科または連携歯科診療所の受診を勧めてもらいます。口腔機能管理は、患者を治療する主治医が口腔機能管理の意義や重要性を十分理解して、患者に歯科口腔外科受診の同意を得ることから始まります。また、ⓓ「看護師用の口腔内アセスメント表」（資料編ⓓ）の活用を進めることで、周術期等の口腔管理の必要性の理解者増大につながります。さらに、各科の外来にⒹポスター「手術前にはお口の管理が大切です！」（資料編Ⓓ）を掲示することも患者への情報提供となります。

（2）術前の口腔機能管理

各科より患者を紹介された際には、診療情報提供書などにて患者の状況を把握します。当院では、歯科口腔外科を含むすべての科が電子カルテで連携しているため、事前に患者のカルテを確認することができます。病名、手術の時期、血液検査などの検査結果の確認は必須です。病院内に歯科口腔外科がなく、連携歯科診療所に依頼する場合は、Ⓐ診療情報提供書（資料編Ⓐ）などを活用して情報提供をします。

患者には、最初にⒷ周術期等患者への説明用資料（資料編Ⓑ）を活用して口腔機能管理の大切さを説明し、ⓐ同意書（資料編ⓐ）を得ます。その後、アセスメントを行い、Ⓑ周術期等口腔機能管理計画書（資料編Ⓑ）を作成します。その計画に基づき、現状の説明および必要に応じて歯科治療や器質的オーラルケア（予防処置や歯科保健指導）を行います。なお、治療・予防処置は歯科口腔外科の外来や連携歯科診療所での対応が必要です。

（3）術後の入院中における口腔機能管理

術後、主治医と連携を図り、病棟または外来にて術前の歯科治療や器質的オーラルケアの状況を再評価し、継続します。また、術後に口腔機能が低下する場合もあるため、機能的オーラルケアも重要となります。退院後は必要に応じて歯科口腔外科受診や連携歯科診療所への定期的な受診を勧めます。

2）入院前または入院時オリエンテーションの実際

（1）口腔機能管理の必要性

すべての手術を受ける患者に口腔機能管理が必要です。特に必要な患者を以下に特記します。

a. 肺炎の発症や摂食不良による全身状態の回復遅延など、原疾患治療への影響が大きいため

・口の中が汚れている

・口臭が強い

・よく噛めない

・嚥下がうまくできない

＊ⓓ「看護師用の口腔内アセスメント表」（資料編ⓓ）を用い、歯科口腔外科受診の必要な
　患者であるかどうか評価します。入院時、術後など、定期的にアセスメントしましょう。

b. 全身麻酔により手術を受ける患者で、術後合併症への影響が大きいため

・肺がん：手術後に特に懸念される合併症は肺炎であり、人工呼吸器関連肺炎などの予防が
　　　　　必要である

・食道がん：術後は肺炎や反回神経麻痺のリスクがある。また反回神経麻痺の有無にかかわ
　　　　　　らず、術後は嚥下機能が低下しており、誤嚥性肺炎のリスクが高くなる

・頭頸部がん：口腔内の清掃状態が悪化すると、創部への感染が生じ、治癒が遅延すること
　　　　　　　がある

・臓器移植：術後免疫抑制剤使用による易感染や術後 GVHD（移植片対宿主病）により口腔
　　　　　　粘膜障害が起こることがある

c. がん治療に伴う口腔粘膜炎などの合併症により、食事量の減少、栄養状態の悪化へとつながるため

・化学療法：口腔合併症は全患者の 40％、造血幹細胞移植では 75％ に起こる

・放射線治療：頭頸部がんは照射部位に一致してほぼ 100％ に起こる

d. 歯科疾患による痛みの回避、唾液分泌を促進し口からおいしく食べ、会話を楽しむため

・終末期医療

（2）Ａ患者への説明用資料の使い方

a. 口腔機能管理の必要性の説明

最初に口腔機能管理の必要性を説明します。

・術後の肺炎の予防

・術創の感染予防

・全身麻酔時の気管への挿管で歯が折れたり抜けないような準備

・手術前からよく噛める状態にして術後の全身の回復を助ける

b. 口腔機能管理の内容の説明

次に、口腔機能管理の内容を簡単に説明します。

・口腔機能管理のためのアセスメント

・アセスメントに基づいた歯科保健指導

・アセスメントに基づいた歯科治療や予防処置（歯石除去・クリーニング）は、外来または
連携歯科診療所で実施

c. 留意点

手術が決まったら、入院後よりも入院前から歯科口腔外科受診を勧めることにより、歯科口腔外科における徹底管理が可能となります。近年では、入院期間を短縮するために、手術に必要な検査は外来にて行い、手術直前に入院されるケースが増えています。このため、特に歯科口腔外科がない病院は、連携歯科診療所と術前からの十分な連携が必要となります。入院前から歯科口腔外科への受診を勧めることが大切です。

3）周術期等患者への説明

主治医より周術期等の口腔機能管理の必要性の説明はされていますが、再度、歯科口腔外科または連携歯科診療所の歯科医師の立場から小冊子を活用し、口腔機能管理の必要性や内容についてより詳しく説明します。

（1）B周術期等患者への説明用資料の使い方

a. 口腔機能管理の目的と内容のアウトラインの説明

資料を活用して、「本来の治療を円滑に行うためには、手術前からお口のトラブルを予防することが大切であること」を伝えます。そのために、『お口の健康管理』として口腔全体の検査を行い、口腔のトラブルを予防する方法を説明し、必要に応じて治療や予防を行うことに同意を得ます。説明の最後に、書面にて同意を得ます。

b. 口腔機能管理の必要性の説明

手術前から口腔の健康管理が必要であることを、資料を用いて説明します。患者の状況や会話から口腔状態を観察し、すべての項目ではなく患者に必要な情報を提供します。

「歯周病が全身に及ぼす影響」「手術とお口の健康」「手術前後に注意すること」「手術前後に歯科口腔外科で行うこと」について、すべての患者に情報提供が必要ですが、特に歯周病の進行が疑われる患者、口腔清掃がもう一歩と判断した患者に対しては、丁寧に説明します。全身麻酔前には口腔の検査が必要なこと、口腔を清潔に保つことが大切であることを強調します。

c. 口腔機能管理の内容の説明

資料を用いて、口腔機能管理の内容も具体的に説明します。最初に、口腔全体の検査（口腔機能管理のためのアセスメント）を行い、その結果に基づき、必要な治療や予防処置やセルフ

ケアの支援を行うことを伝えます（詳細は後述）。この説明後に、書面にて同意書へのサインを依頼します（ⓐ同意書：資料編ⓐ）。

d．口腔機能管理のためのアセスメントと結果の説明

　引き続き、口腔機能管理のためのアセスメントを行い（詳細は後述）、結果の説明をします。手術までに必要な歯科治療や予防について、いつ、どこで可能かも含めて説明します。すぐに説明できないときは、いつ連絡をするかを伝えます。さらに当日、病棟にて口腔を清潔に保つ方法について説明します。

（2）留意点

- ・手術前の患者は大きな不安を抱えています。口腔機能管理が大切であることを伝えようとするばかりに、患者の不安を助長しないように注意が必要です。口腔機能管理が大切であることを伝える場合でも、患者本人や家族の立場に立って、患者が前向きに行ってみようと思えるような説明を心がけましょう。
- ・口腔機能管理のためのアセスメント結果から、至急、治療が必要な場合は、手術の予定に合わせて最良の時期に対応ができるように努力します。
- ・手術までに病棟で実践できる口腔清掃は、具体的で実践しやすい方法を紹介します。

4）口腔機能管理のためのアセスメント

　口腔機能管理評価においては、①出血や潰瘍の有無といった客観的に評価が可能な項目、②セルフケアができるか否かといった患者の状態・能力を反映させた項目があります。各アセスメント項目を3段階程度に分け、病態の変化を把握しやすくすることがPDCAサイクルを回すうえで大切です。最初の評価に加えて継続評価を行い、改善、不変、悪化といった変化を記録・評価することにより、患者の病態の変化が把握・確認でき、ケアプランが正しかったかどうかの判断にも役に立ちます。

（1）歯の状態

　ケアに注意を要する歯の状態を確認します。補綴装置の状態（義歯やブリッジやインプラントなど）、残根や歯の破折、鋭縁の有無などを確認します。脱落して誤嚥する可能性のある歯を確認するために、動揺度もチェックします。根尖病巣の有無といった「感染源になるのでは？」という観点からも問題の抽出に努めましょう。

（2）歯周の状態

　歯周ポケットの深さ、歯肉の色、腫脹・歯肉からの出血・スティップリング（**図1**）の有無などにより、歯周病の状態を評価します。歯周病が進行している場合や歯石が付着している場合は、歯磨きのみでは改善できません。歯周病の評価を行ったうえで、歯科口腔外科・連携歯科診療所での歯石除去やクリーニングなどが必要となります。

また、歯石は、プラーク（歯垢；生きた微生物のかたまり）が歯面上で石灰化したものです。歯石自体には歯肉の炎症を引き起こすような病原性はありませんが、物理的な歯肉への刺激があること、歯石が形成された箇所にはプラークが付着しやすくなるため、定期的な除去が必要です。術後に清掃をしやすくするために、可能であれば手術前に除去したほうがよいでしょう。

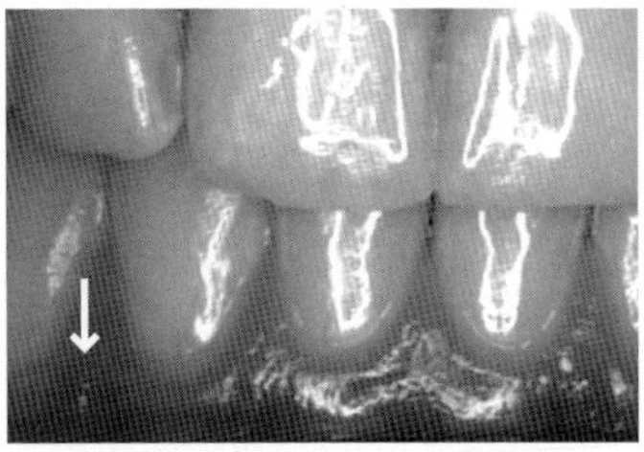

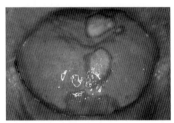

図1　スティップリング
健康な歯肉にみられるクレーター状の凹み（矢印部）を指す。

（3）粘膜の状態

疼痛、出血、腫脹、発赤やびらん、潰瘍、白苔、口腔粘膜炎（**図2**）・口内炎などの異常の有無を確認します。特に化学療法、放射線治療が行われていると生じやすくなるため、注意が必要です（「化学療法・放射線治療」の項目 参照）。口腔粘膜炎・口内炎がひどい場合は、疼痛により口腔清掃や食べ物の摂取が困難となる場合があります。

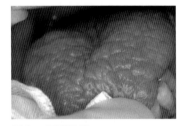

図2　口腔粘膜炎

（4）口腔乾燥の状態

口腔乾燥（**図3**）があると、自浄作用の低下による口腔内汚染の誘発や粘膜の潤滑作用がなくなるために、口腔清掃が困難となります。その結果として、歯周病の悪化、粘膜障害、義歯の不安定など、さまざまな症状を引き起こします。また、味覚異常や嚥下障害などを引き起こすこともあります。乾燥状態を客観的に評価するためには、口腔水分計ムーカス®や唾液湿潤度検査紙 KISO-Wet® などを用いてもよいでしょう（p.106 参照）。

図3　口腔乾燥

（5）口腔清掃の自立度

口腔清掃の自立度判定基準として、歯磨き以外にも義歯の着脱や含嗽の自立度をチェックします（**表1**）。

（6）口腔清掃の状態

歯、口蓋、口腔前庭、頬、舌など口腔内全体の食物残渣、プラーク、痂皮の状態などを評価します。

表1　BDR 指標

	項目	自立	一部介助	全介助
B	歯磨き (Brushing)	a．ほぼ自分で磨く 　1．移動して実施する 　2．寝床で実施する	b．部分的には自分で磨く 　1．座位を保つ 　2．座位は保てない	c．自分で磨けない 　1．座位、半座位をとる 　2．半座位もとれない
D	義歯着脱 (Denture wearing)	a．自分で着脱する	b．着脱のどちらかができる	c．自分ではまったく着脱しない
R	うがい (Mouse rinsing)	a．ブクブクうがいをする	b．口に水を含む程度はする	c．口に含むこともできない

寝たきり者の口腔衛生指導マニュアル作成委員会・厚生省老人保健福祉局老人保健課監修：寝たきり者の口腔衛生指導マニュアル．東京；新企画出版，1993．より引用改変

5）周術期等の口腔疾患治療

（1）歯科治療

a．歯の欠損

　歯の欠損により咀嚼障害がある場合、義歯を製作します。義歯の製作には、一般的に数回のステップが必要であり、完成するまでに期間を要します。術前に完成するためには、手術決定後、早期に歯科受診することが望まれます。すでに義歯を使用されている場合は、義歯による疼痛や潰瘍が引き起こされないように調整します。また、手術前によく噛める状態にすることで、低栄養による体力低下を予防します。

b．う蝕・根尖病巣・歯の破折など

　必要な歯科治療を行います。手術までに期間が足りない場合は、疼痛・腫脹・歯の鋭縁により生じる傷などのトラブルが起こらないように応急処置を行います。術後、患者の全身状態が安定すれば、通常の歯科治療を再開します。

c．歯周病

　歯周病については、一般的に行っている口腔清掃指導に準じ、治療を行います。日常的に行っている患者ごとの口腔内状態に合わせた適切な器質的オーラルケアが重要になります。

d．動揺歯

　動揺歯（特に上顎前歯）については、挿管時の誤嚥などの事故を防ぐため、術前に可能な治療を行います。

　保存不可能な歯に関しては、可能なら抜歯、抜歯困難または保存可能な歯に関しては固定や挿管時に用いる保護床を製作し、術中に歯が脱落することを防止します。

　また、術後にも脱落・誤嚥などの危険性があるため、術後に患者の全身状態が安定したら、おのおのの動揺歯に適切な治療を行います。

　歯周病、根尖病巣などによって歯を残すことが不可能な場合は、患者の全身状態を考慮して手術の前に抜歯します。移植手術などで術後に免疫抑制剤が使用される場合や化学療法により

重篤な骨髄抑制が予測される場合、また、ビスフォスフォネート製剤などの骨代謝回転抑制剤の使用や頭頸部への放射線照射による顎骨骨髄炎・顎骨壊死などの予防のために、問題となりそうな歯は抜歯する場合もあります。抜歯となった場合はその部位の歯が欠損するため、義歯などの製作も必要になります。

6）周術期等の器質的オーラルケア

　患者により、口腔内の状態ばかりでなく、基礎疾患、全身状態などにより個人差があるため、以下に示す標準的なオーラルケアは前述のアセスメントから個別のオーラルケアとして変更・加除の必要があります。

（1）予防処置
　歯石除去や歯のクリーニング（図4）は、プラークや歯石を除去し、専門の器具を使用して歯の表面を滑沢にします。これらにより、日常の口腔清掃が行いやすくなり、歯周病やう蝕の予防ができます。

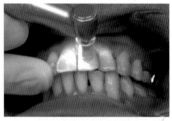

図4　歯のクリーニング

（2）口腔清掃指導
　口腔清掃・義歯清掃の支援として、患者ごとの口腔に合わせた用具の選択や歯磨きの方法だけではなく、歯が1本もなくても粘膜を清掃するブラシでの口腔清掃や義歯清掃法、保湿法をアドバイスします（図5）。

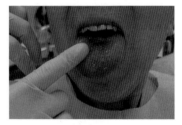

図5　口腔清掃指導

（3）周術期等の口腔清掃法
　口腔状態に合わせた用具の選択方法とその使用方法を紹介します（図6～19）。
　a．多数歯の場合

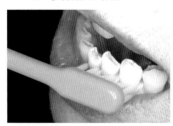

図6　一般的な清掃法
歯ブラシを歯面に対して直角に当てる。軽い力で小刻みに動かす。

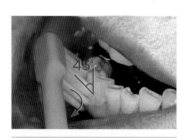

図7　歯周治療中の清掃法
歯ブラシを歯面に対して歯根方向に45°傾け当てる。軽い力で小刻みに動かす。

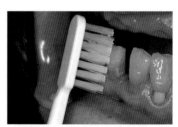

図8　歯列不正など凸凹部分の清掃
歯ブラシを縦に当てて清掃する。

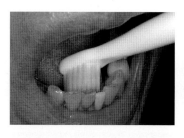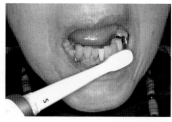

図9　電動ブラシによる清掃
手が不自由な場合などは電動ブラシの使用を検討する。できない場合は、口腔全体もしくは部分的な介助を考慮する。

b.　小数歯の場合

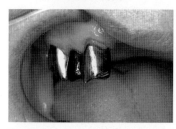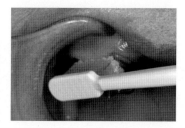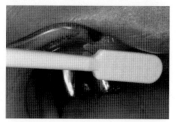

図10　ブリッジの清掃
多数歯と同様に、歯ブラシの毛先をブリッジに沿わせ、1本1本丁寧にブラッシングする。小さめの歯ブラシを用いると、小回りが効いて清掃しやすい。

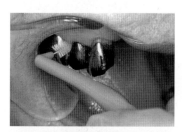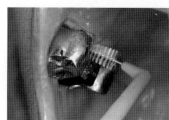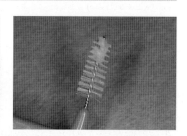

図11　歯間部の清掃
歯ブラシでの清掃が基本であるが、歯ブラシが届かない歯と歯の間の清掃は歯間ブラシの使用も考慮する。この場合、外側だけでなく、内側からも清掃する。

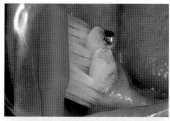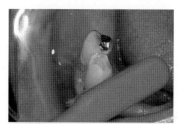

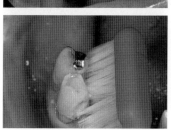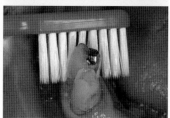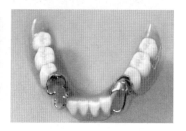

図12　義歯の鈎歯の清掃
義歯を使用するようになると、義歯と鈎歯周囲に食渣がたまりやすくなる。歯ブラシを小刻みに動かして清掃する。この際に、義歯も口腔外で清掃する。

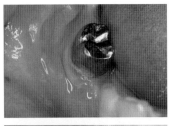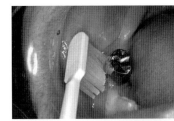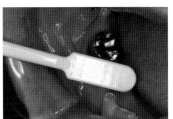
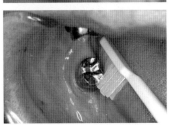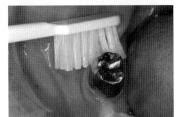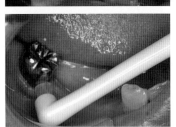

図13 孤立歯の清掃
歯ブラシの毛先を歯面に沿わせ、歯の周囲を清掃する。右下の図のような小さな歯ブラシを用いたほうが清掃しやすい部位もある。

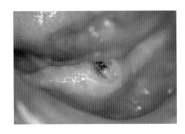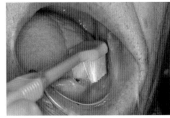

図14 残根歯の清掃
軟毛の歯ブラシを用い、歯肉を傷つけないように緩圧で優しく動かし、清掃する。

c. 無歯顎（歯のない）の場合

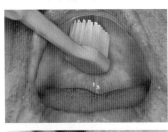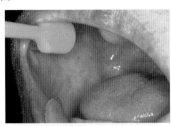
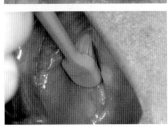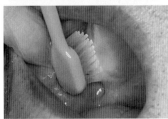

図15 粘膜ブラシによる清掃
広範囲になるため、比較的ヘッドが大きく、かつ軟毛の粘膜専用のブラシで粘膜を傷つけないように優しく清掃する。

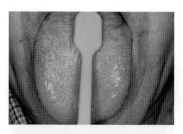
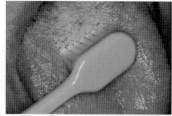
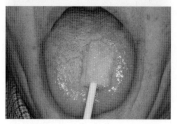
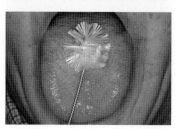

図16　舌の清掃
舌ブラシや粘膜ブラシを用い、奥から手前に緩圧でかき出すように清掃する。強く押しつけて傷つけないように注意する。

図17　スポンジなどによる清拭
スポンジやくるリーナブラシなどでは、口腔粘膜の凸凹には対応できない。食物残渣や痰を除去する目的のみで使用する場合もあるが、口腔粘膜の清掃には粘膜ブラシなどを使用する必要がある。

d. 義歯清掃

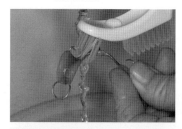
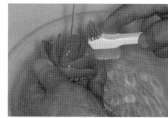
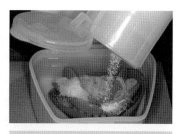

図18　義歯ブラシによる清掃
流水下で専用ブラシを用い、細かく動かして清掃する。研磨剤含有の歯磨剤を使用すると義歯表面を傷つけてしまうことがあるため、注意する。

図19　義歯洗浄剤による清掃
義歯洗浄剤使用後は流水下で専用ブラシを用い、丁寧に清掃する。

　以上のような機械的な口腔清掃が最も有効ですが、病院の売店などで購入できるバトラーマウスコンディショナー®（サンスター）、Systema 薬用デンタルリンス®＜ノンアルコールタイプ＞（ライオン歯科材）や、スーパーやドラッグストアなどで購入できるクリアクリーンデンタルリンス ソフトミント®（花王）、ガム・デンタルリンス ナイトケア®＜ハーブタイプ＞（サンスター）、クリニカデンタルリンス長時間ピュアコート®（ライオン）などの洗口液を補助的に使用してもよいでしょう。

（４）患者の状態に合わせた口腔清掃

a. 出血傾向のある患者

①加湿と保湿

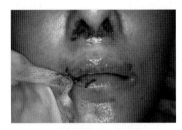

図20　出血傾向のある患者

- 出血傾向の口腔内はプラーク、歯石、喀痰の固着したものに血液が混ざっていることが多く、乾燥すると除去困難になるため、日頃から乾燥しないように保湿を心がける
- 清掃による粘膜の損傷を防ぐため、ケア前に口腔内、口唇、口角を水や保湿剤、薬液、ワセリン等で湿潤してからケアを開始する（図20）

②ブラッシング・洗浄・吸引

- すでに出血している、または出血しやすそうな箇所をあらかじめ確認しておく
- 軟らかい小さめのブラシを使用する（スポンジやガーゼではプラークを除去することができない）
- 歯面から毛先を離さず、細かく動かしながら磨くと、歯肉に対する刺激を比較的少なくすることができる
- 歯ブラシを強い力で大きく動かすと歯肉や粘膜を傷つけてしまうため、注意が必要である
- 歯と歯肉の境目のプラークを除去する（一般的に行っていることと同様だが、最も重要）
- 刺激になるような歯磨剤は使用せず、水のみで清掃する
- 歯間ブラシを使用する場合は先端で舌や粘膜を勢いよく突いたり、サイズの大きすぎるものを無理やり入れることは避ける
- 舌圧子や綿棒などは乾燥した粘膜に張り付くことがあり、これを強引に剥がすと粘膜を損傷させる可能性があるため、口腔内に入れるものは湿らせておく
- 特に出血傾向がみられる場合は、痂皮状物を不用意に除去すると粘膜を傷つけ、多量の出血を招くことがあるため、剥がれてきた痂皮状物をそっと除去する程度にとどめる
- 含嗽可能であれば、数回含嗽して口腔清掃により浮遊した痂皮状物や微生物を口腔外に吐き出す
- 含嗽不可の場合は体位に考慮しつつ水で洗い流し、誤嚥しないように注意深く速やかに吸引する
- 清掃中、口唇や口角が乾燥し切れてしまうことを予防するために、こまめに保湿する
- 清掃に長い時間をかけない

③出血してしまったら

- 吸引しても出血点が確認できないことがあるが、吸引のしすぎは口腔内を傷つける可能性がある
- 出血点が確認できれば、ガーゼを生理食塩水で少し湿らせ、出血部位に当てて指で圧迫する。このとき、乾燥したガーゼでは取り除く際に血餅も剥がれてしまうので、必ず湿らせる
- 抗血栓薬を使用していても、口腔粘膜に重度の炎症所見がなければ、口腔粘膜から出血しても圧迫により比較的容易に止血できる。もし、歯肉から止血困難なほどに出血しても、止血シーネ（圧迫床、図21）などで止血は可能なため、歯科口腔外科に相談すること

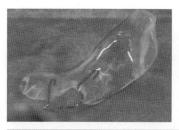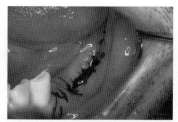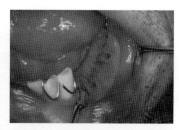

図21　止血シーネ
左：装着前の止血シーネ、中央：止血シーネ装着前の口腔内、右：止血シーネ装着後の口腔内

④出血をおそれ、清掃を行わないと…

・「出血→口腔清掃の中断→プラーク量増加→歯周病菌の増殖（血液を栄養にする）→歯周病の悪化→さらに易出血」という口腔内環境の悪化という悪循環の認識をもつ

・早期の軽症な時点でのアセスメントの誤り（見落とし）によって対応が遅れ、重症化してしまう場合があるため、注意が必要である

⑤特に注意しなければいけない患者

・重度の肝障害、特に肝硬変の場合は、凝固系の異常とともに血小板の異常を伴っており、歯周病が重度であれば止血困難となる場合がある

・糖尿病の合併症である細小血管症は、高血糖状態により全身の血管の血管壁や基底膜に変化が生じ易出血性を呈するため、炎症を伴った歯肉であれば容易に出血し、かつ止血しにくい場合がある

Point!

出血傾向がある場合には…

・加湿・保湿が重要

・出血を怖がりすぎて口腔清掃をおろそかにしない

・口腔清掃とともに吸引も重要

・時間をかけすぎない

---

b. 口腔乾燥、痂皮状物がある患者

　口腔乾燥の弊害として、う蝕の多発、歯周病の増悪、歯や義歯の汚染、舌乳頭の萎縮による平滑舌や溝状舌、口腔粘膜の発赤、口角びらん、口臭などがあります。また、口腔乾燥症の症状として、口喝、飲水切望感、唾液粘稠感、口腔粘膜や口唇の乾燥感や疼痛、味覚異常、ビスケットなどの乾いた食べ物を嚥下しにくくなることなどがあります。

①オーラルケア前の加湿・保湿

・口腔内、口唇、口角を水や保湿剤、薬液、ワセリン等で湿潤してから清掃を開始する

・口腔乾燥が重度の場合は、痂皮状物や痰が口腔粘膜、特に舌背や口蓋に強固に付着しているため、保湿剤や水などをガーゼなどで湿潤し、十分ふやかし浮き上がるのを待つ

・清掃中も水や生理食塩水などで適宜加湿する

②ブラッシングで洗浄・吸引

- ・口腔内の十分な湿潤を確認してから歯ブラシでブラッシングを開始
- ・ふやけた痂皮状物を奥から手前に拭うように歯ブラシで除去する
- ・歯周囲に痂皮状物が付着している場合、ヘッドの小さいものや軟毛の歯ブラシを使用する
- ・剥がれかけた痂皮は剥がれた部分をハサミなどで切り取り、付着している部分は無理に剥がさないようにする
- ・一度で徹底的にきれいにするのではなく、少しずつ継続的に続けていく
- ・清掃するとともに、遊離した痂皮状物を洗浄・吸引により速やかに除去する。洗浄液を誤嚥してしまうおそれがあるので、患者ごとに誤嚥のリスクを判断し、体位の工夫（p.34 図26 参照）と洗浄法を考慮する

③オーラルケア後の加湿・保湿

- ・オーラルケア終了後は保湿ジェルや軟膏を塗布し、保湿に努める
- ・唾液腺マッサージや必要に応じて唾液分泌促進薬を使用する
- ・アルコール成分含有の洗口液使用や含嗽のしすぎは唾液成分の損失につながるので、加湿スプレーや氷片を口に含むといった方法も考慮する
- ・常時開口状態の場合は、マスクの装着や加湿器を使用して保湿する

> **Point !**
>
> 口腔乾燥・痂皮状物がある場合には…
>   - ・十分な加湿と保湿
>   - ・口腔清掃前の痂皮はふやけてから除去する
>   - ・口腔清掃とともに、洗浄・吸引も重要
>   - ・口腔清掃後も加湿、保湿する

c. 嘔吐反射の強い患者

①オーラルケア前にできること

- ・できるだけゆっくり鼻で呼吸させる
- ・口腔内が乾燥していると過敏になりやすいので、保湿剤を併用する
- ・口腔内に保湿剤を塗布することで、少しずつ刺激に慣れてもらう
- ・ケア前に口腔内に指を入れて静止することにより、脱感作ができる場合もある

②オーラルケア時の姿勢

- ・水平位（寝た状態）よりも、座位（座った状態）のほうが、嘔吐反射が出にくい
- ・水平位では少し頭の高さを上げる
- ・少し前屈みにさせる
- ・腹筋に力を入れさせる

③清掃時の工夫

- ・小さめの歯ブラシを用い、余分な箇所を刺激しないように行う
- ・強い力で清掃すると反射を起こしやすくなるため、軽い力で細かく動かし、短時間で手早

く清掃する

・歯ブラシを当てる順番を工夫し、最初は反射が激しくないところから清掃する

・患者にとっては、嘔吐反射が非常につらいものであることを理解し、反射が起きたら無理をせずに中断し、翌日に試みるなどの配慮が必要である

> **Point!**
> 嘔吐反射が強い場合には…
> ・力を抜いてもらう呼吸法を教える
> ・オーラルケア時の姿勢などにも注意する
> ・口唇や口腔内への刺激を最小限に抑える

d. 挿管中の患者（図22）

①体位を調整し、誤嚥を防ぐ

・基本的にはファーラー位またはセミファーラー位で行い、仰臥位では顔を横向きにして行う（p.34 図26 参照）

②カフ圧が適正圧かを確認する（適正圧以上にする必要はない）

・カフ上吸引を行う

③バイトブロック

・バイトブロックを外し、ケアの行いやすい位置にテープで止める

・気管チューブに装着できるバイトブロックもある（図23）

・気管チューブの固定テープを外すときは、口角の位置で深さが何 mm かを確認し、片手でチューブの深さが変わらないよう把持する。そのままの状態でテープ添付部分の皮膚を清拭し、ケアをしやすい位置でテープ止めする

④口腔内観察

・口腔内の粘膜の発赤・腫脹・出血、傷・潰瘍など乾燥の度合い、唾液の量や質、動揺歯、口臭の有無などを詳細に観察し、アセスメントする。特に挿管チューブによる粘膜への圧迫や、舌の浮腫による歯との接触など、挿管中の患者は潰瘍の発症に注意する

⑤加湿・保湿

・水や保湿剤などを使用し、十分に湿潤させてからケアを開始する

⑥ブラッシング・洗浄・吸引

・加湿により痂疲をふやかした後、粘膜ブラシを用いて清掃する

・歯の清掃には歯ブラシ、歯間ブラシを用い、傷つけないように注意しブラッシングする。その際、気管チューブに付着した汚れもあわせて除去する

・シリンジなどを用い、吸引回収できる早さ・水量で洗浄する。清掃中は水や唾液が流れ込みやすいため、誤嚥しないよう十分に吸引しながら行う

・開口障害がある場合は、小さな歯ブラシを用いて清掃する

⑦オーラルケア後の保湿

・保湿剤、口腔粘膜湿潤剤を塗布する。マスクやガーゼを使用することにより、口腔内の乾燥を軽減できる（**図22右**）

⑧口周りの清拭

⑨カフ圧が適正圧かを確認する

・カフ上吸引を行う

⑩換気

・呼吸の状態を確認し、唾液、痰がチューブ内に貯留しているようなら、吸引・除去する

⑪注意点

・ブラッシング時に粘膜を傷つけ出血させないようにする

・誤嚥させないよう、十分な吸引をする

・オーラルケア前には老廃物を除去しやすくするため、水や保湿剤を多めに使用するが、ケア後の保湿剤塗布は厚く塗りすぎないようにする。口腔内が乾燥しやすいため、塗りすぎると層を形成し、口腔内にこびりつきやすくなり、感染源となるおそれがある

・歯ブラシには痂皮状物や微生物が付着するため、1部位の清掃ごとにコップに入れた水でゆすいでから次の部位を清掃する。洗浄後の歯ブラシに付いた余分な水分は、ガーゼなどで除去してから使用する

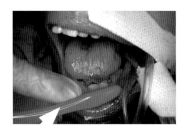
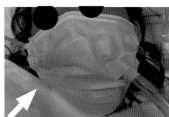

図22　挿管中の患者へのオーラルケア
保湿剤などを用いて加湿し、歯ブラシを歯面に沿わせて清掃する。開口保持のためにバイトブロックや歯ブラシを用いる。マスクを使用することにより、口腔内の乾燥を軽減できる。

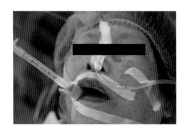
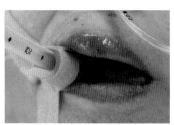

図23　バイトブロック
気管チューブに装着できるバイトブロックを使用すると、視野・作業スペースの確保が容易である。

Point！

挿管中の患者では…

・気管チューブに付着した汚れも除去する
　この際、チューブを傷つけたり、動かないよう固定しておく

・ケア中に誤嚥しないよう、しっかり吸引する

・乾燥しやすいため、保湿剤やマスクなどを適宜使用する

e. ビスフォスフォネート製剤などの骨代謝回転抑制剤投与歴のある骨髄炎患者（図24）

（p.57「化学療法前の歯科治療の必要性」参照）

・きわめて軟らかい歯ブラシまたは粘膜ブラシで骨露出周囲も清掃する

・清掃により浮遊した汚染物や微生物も水や生理食塩水で洗浄・回収する

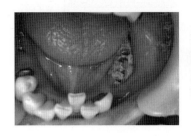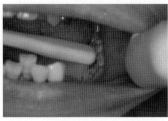

図24　骨髄炎により、骨が露出した口腔内
強い刺激を与えないようにする。シリンジなどを用いて洗浄し、超軟毛の粘膜ブラシを使用して清掃する。

Point！

骨代謝回転抑制剤投与歴のある骨髄炎患者では…

・歯周病・根尖病巣などの治療を可能なかぎり投与前に済ませる

・投与前からの口腔衛生管理が重要

・投与後に抜歯をしなくてもよい口腔内環境をつくる

（5）介助者が器質的オーラルケアを行う際の体位

・頭部が後屈・伸展していると、どの体位でも唾液などが気道へ入りやすく誤嚥しやすくなるため、枕やタオルなどで頭部をやや前屈させて気道への流入を防ぐ

・前屈の角度は30°くらいがよい。逆に、前屈させすぎると喉頭部が圧迫されるため、注意する（図25）

・オーラルケアは短時間で行い、長時間同じ姿勢を続けさせないようにする。

・逆流性の誤嚥が起こりやすいため、食後2時間くらいはできるだけオーラルケアを行わない

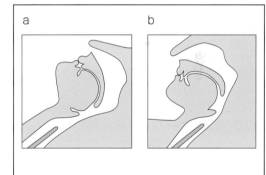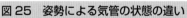

図25　姿勢による気管の状態の違い
aのように頸部を伸展すると口腔から気管への間が直線的になり、誤嚥しやすくなってしまう。bのように頸部を30°くらい前屈させると屈曲されるため、気管に入りにくくすることができる。

・オーラルケア時には十分に口腔内を明るくできる口腔内ライトを用い、口腔内をよく観察しながら行う。口腔内ライトを用いることで口腔内を確認しやすくなり、オーラルケアの時間短縮につながる

・体位を整えることにより、患者の疲労・負担を軽減させることができる（図26）

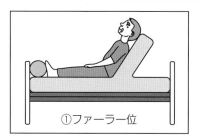

①ファーラー位

①ファーラー位

ベッド上で背中の角度を 45 ～ 60°に保った状態。
誤嚥は防げるが、患者はやや疲れやすい。上体がずり落ちやすいため、長時間に及ぶと背中や仙骨部に褥瘡を作りやすい。

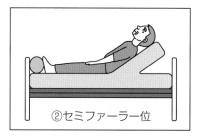

②セミファーラー位

②セミファーラー位

ベッド上で背中の角度を 30°に保った状態。
ほとんど寝たきりの状態や安静が必要な状態の患者に適する。比較的、誤嚥はしにくい。

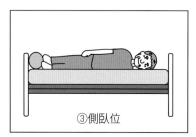

③側臥位

③側臥位

ベッドが平らな状態で、顔を左右どちらかに向けた状態。
可能であれば、体幹ごと横に向けたほうが患者の負担が少ない。
片麻痺などがあれば、健側を下にすると誤嚥が少なくなり、流涎も減る。

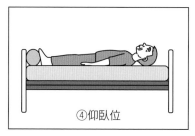

④仰臥位

④仰臥位

ベッドが平らな状態で、顔が正面を向いた状態。
口から入ったものは比較的気管に入りにくく、食道へ行きやすいが、鼻腔へ逆流しやすい。ケア時にできるだけ顔を横に向けるか、頭部を前屈させることで、回避できる。

図 26　器質的オーラルケア時の体位

7）周術期等の機能的オーラルケア

　機能的オーラルケアは、特に術後で重要となります。まずは問診などでアセスメントを行い、必要であればさらに専門的なアセスメントを行うことで、より適切な訓練につなげます。

　機能的オーラルケアを行うには、管理栄養士・臨床検査技師・作業療法士・理学療法士・言語聴覚士などの協力を仰ぐことが理想的です。

（1）摂食嚥下障害

| 問診による
アセスメント | → | 専門的アセスメント
①反復唾液嚥下テスト
　（RSST）
②水飲みテスト
③フードテスト | → | 間接訓練
a. 頸部可動域訓練
b. アイスマッサージ
c. 嚥下体操
d. 頭部拳上訓練
　（エクササイズ）
e. 息こらえ嚥下
f. ブローイング訓練
g. プッシング・プリング訓練
h. 唾液腺マッサージ | → | 直接訓練
摂食嚥下が可能と判断された場合 |

図27　摂食嚥下障害における機能的オーラルケアの流れ

a. 摂食嚥下障害のアセスメント

　機能的オーラルケアを行う前に、以下の専門的アセスメントを行います。

①反復唾液嚥下テスト

　　（Repetitive Saliva Swalloing Test；RSST）

　意識的に唾液を嚥下することで嚥下反射の起こりやすさを評価するテストです（図28）。

　<方法>

　検者は被検者の甲状軟骨あたりに指腹を当て、「できるだけ何回も飲み込むことを繰り返してください」と説明し、30秒間嚥下運動を繰り返してもらう。嚥下運動時に起こる喉頭挙上→下降運動を触診で確認し、30秒間に起こる嚥下回数を数える。

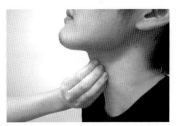

図28　RSST

　<評価>

　30秒間に3回以上できれば正常と判断する。

　<留意点>

　口呼吸がある場合には、嚥下運動を阻害する可能性があるため、あらかじめ少量の水で口を湿らせておく。

②水飲みテスト

摂食嚥下機能障害の有無を簡便に調べる検査の一つです。

＜方法＞

口腔前庭に注いだ冷水3ccを嚥下してもらう（**図29**）。

＜評価＞

嚥下困難が生じたところで中止し、**表2**に従って評価する。

＜留意点＞

口唇から水が漏れるなど、むせ以外の現象についても評価とともにメモしておく。

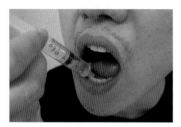

図29　水飲みテスト

表2　水飲みテストの評価

1．1回でむせることなく飲むことができる

2．2回以上に分けるが、むせることなく飲むことができる

3．1回で飲むことができるが、むせることがある

4．2回以上に分けるにもかかわらず、むせることがある

5．むせることがしばしばで、全量飲むことが困難である

1：正常範囲、2：異常の疑い、3以上：異常

③フードテスト

口腔における食塊形成や咽頭への送り込みを評価するテストです（**図30**）。

＜方法＞

1．スプーンにゼリーを茶さじ1杯（約4g）とる

2．ゼリーを患者の舌前方に載せ、嚥下してもらう

3．2回嚥下してもらった後、口腔内にゼリーが残っていないことを確認する

＜評価＞

表3に従って評価する。

＜留意点＞

誤嚥をしてもむせないことがあるため、頸部聴診法（嚥下音検査）によって確認することが大切です。

また、嚥下音（ゴクンという音）と嚥下の成功は必ずしもイコールではないので、嚥下前後の呼吸音に変化がないか、注意して観察します。嚥下後にゴロゴロ音など雑音が生じている場合には、咽頭残留や誤嚥の可能性がある。

数回嚥下を促しても嚥下できない場合にはゼリーを吸引し、検査によって誤嚥を生じさせないようにする。

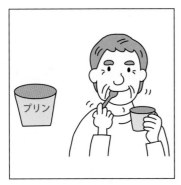

図30 フードテスト

表3　フードテストの評価基準[4)]

1. 嚥下なし、むせあり and/or 呼吸切迫
2. 嚥下あり、呼吸切迫（Silent Aspiration）
3. 嚥下あり、呼吸良好、むせあり and/or 湿性嗄声、口腔内残留中等度
4. 嚥下あり、呼吸良好、むせなし、口腔内残留ほぼなし
5. 4に加え、反復嚥下は30秒以内に2回可能

b．摂食嚥下機能訓練
①間接訓練

　現状では嚥下困難であるが、訓練により摂食嚥下が可能となることが見込まれる場合は、間接訓練から開始します。間接訓練とは、食べる機能が十分でない場合、食べるとき以外に食物を使わないで行う訓練であり、口や飲み込む筋肉の動きをよくしたり、敏感すぎたり、鈍くなった感覚を正常に戻すことを目的に行います。経管栄養や胃瘻などで経口摂取を全く行っていない場合でも、口周辺の感覚や機能を維持するために大切な訓練です。詳細は「摂食・嚥下障害における間接訓練」の項目（p.89）を参照。

②直接訓練

　スクリーニング検査の結果、摂食嚥下が可能と判断される場合は、直接訓練を開始します。直接訓練とは、誤嚥しにくい食物を用いて、口からの摂取訓練を行い、飲み込みの上達を図ることを目的とした訓練です。

　間接訓練を行った後、あるいは併用して行います。摂食嚥下機能障害のある場合は、どの段階にどの程度の障害があるかにより、摂取できる食品形態や量が異なります。しかし、障害が複合的に関連している場合は、どの段階にも適応できる食品形態の選択が大切です。詳細は「摂食・嚥下障害における直接訓練」の項目（p.93）を参照。

（2）開口障害

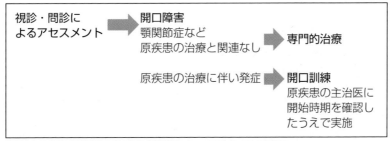

図31　開口障害における機能的オーラルケアの流れ

　顎関節周囲の組織切除を伴う口腔がんでは、手術により形態的変化が生じたり、また、顎顔面領域に放射線治療を行うと、放射線照射部位の筋肉結合組織が硬くなることにより、開口障

第2章

37

害が起こります。対策として、早期に開口訓練を行うことが挙げられます。

　当院では、術後や放射線治療後に生じた開口障害に対し、正常開口量の目安である三横指を目標とし、自己および術者による開口訓練を行っています。

・開口訓練
①自己牽引療法（図32）
　患者自身が下顎骨を自身の手指にて前下方に引っ張る開口訓練です。座位でやや前傾姿勢をとり、両手の示指・中指を下顎前歯部舌側にかけ、拇指はオトガイ部を把持し、そのまま下顎を前下方に牽引します。もしくは、拇指および示指を上下の前歯部にあてがい、下顎を前下方に牽引します。
②木製の舌圧子を用いた開口訓練（図33）
　写真に示したような舌圧子を可能なかぎり臼歯部に重ねて挿入します。さらに、舌圧子の間から新しい舌圧子を追加します。徐々に挿入する舌圧子を増やしていき、可動域を広げます。
③術者によるマニュピレーション（図34）
　患者の頭部をしっかり固定した後、下顎臼歯部にガーゼを当てて拇指を乗せ、ほかの4本の指で下顎をしっかり把持し、下顎頭を前下方へ牽引するように動かします。
④開口器を用いた開口訓練（図35）
　当院では、開口器を臼歯部に挿入し、患者に合わせた開口訓練を行っています。ただし、臼歯部の損傷に注意する必要があるため、状態によっては歯の保護のために咬合床を介在させて訓練を行っています。

（3）構音障害

| 聴診によるアセスメント | | 専門的アセスメント
①記述的評価
②機械を用いた評価 | | 言語療法士による構音訓練
・必要があれば歯科補綴装置を製作
　する（顎義歯、PAP、PLPなど） |

図36　構音障害における機能的オーラルケアの流れ

a. 構音障害のアセスメント
①記述的評価
・口腔、咽頭の形態と可動性の評価
　手術による組織欠損の状態を把握し、開口制限や舌、口唇などに可動制限がないかを観察し、記録します。また、歯科補綴的アプローチが必要かを検討します。
・発語明瞭度
　日本語の単音節を発音させて録音したものを発話サンプルとし、健聴者5人に聞き取ってもらいます。正確に聞き取れた割合を評価し、5人の平均値を求めます。発語明瞭度は％で表します。
・発話明瞭度
　一定の会話、音読のサンプルを聴取して言語聴覚士が5段階で評価します。

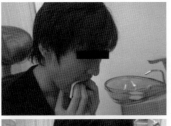
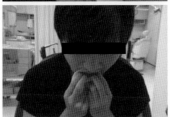
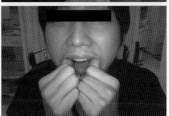

図 32　自己牽引療法

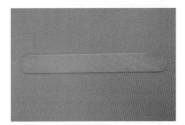
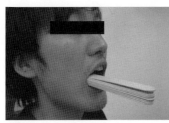
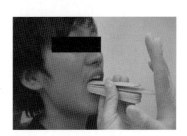

図 33　木製の舌圧子を用いた開口訓練

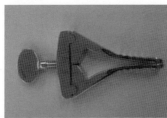
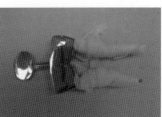
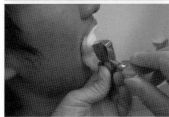
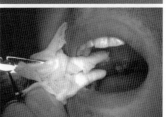

図 34　術者によるマニュピュ
レーション

図 35　開口器を用いた開口訓練

②機械を用いた評価

・パラトグラム

　舌と口蓋との接触パターンを観察する方法。静的パラトグラフィーと動的パラトグラフィーがあります。

・ソナグラム

　発話の音響分析を行います。

・内視鏡による観察

　開鼻声のある場合には、内視鏡により鼻咽腔の閉鎖状態を確認します。そのほか、開鼻声の評価には鼻息鏡やナゾメーターなどの検査があります。

・口腔咽頭造影検査

　安静時の構音器官の位置ならびに構音時の構音器官の動きを観察し記録します。内視鏡やパラトグラムと行ったほかの検査法では観察が困難と考えられる舌と軟口蓋、咽頭後壁などとの関係を視覚的に検査するのに有用です。

b.　構音機能訓練の実際

　構音訓練は術後およそ1週間から10日経過した時点で主治医の指示によって開始します。訓練にはいくつかのバリエーションがあります。

①評価と説明

　構音機能を評価し、手術によって直接的に影響を受けている音や受けていない音について確認します。構音障害について患者に説明して訓練の順序を説明します。

②運動訓練

　舌や口唇、下顎を中心にそれぞれ突出、前後左右への運動などの運動訓練を行い、筋力の増強、可動域の拡大、スピードの向上を図ります。

③漸次接近法・構音点法

　手術によって間接的に影響を受けている音の歪みを改善する目的で行います。視覚的・聴覚的に構音点や構音方法を示し、言語療法士と患者がマンツーマンで行う方法です。

④代償性構音指導

　直接的に影響を受けた音に対して行います。患者によっては自然に代償性構音を使用している場合もありますが、コミュニケーションに有効な音は強化し、マイナスに働いている音は修正します。

⑤構音機能訓練に用いられる歯科補綴装置

・顎義歯による咀嚼・構音機能の回復（図37）

　通常の義歯のように歯や歯肉の部分を補うだけでなく、顎骨の欠損部を補う補綴装置です。組織の欠損を回復することにより、構音障害を改善します。上顎の顎欠損がある場合は、口腔と鼻腔が交通するために起こる開鼻声が、顎義歯を装用することにより改善できます。

・舌接触補助床（PAP）による咀嚼・嚥下・構音機能の回復（図38）

　舌がんにより舌切除や再建を行った患者に、舌の可動域の不足や再建舌のボリューム不足による咀嚼、嚥下、構音障害の改善目的に使用される補綴装置です。舌接触補助床は舌と口蓋の

接触を代償するだけでなく、機能訓練により舌の可動域が改善する場合もあります。

・軟口蓋挙上装置（PLP）による鼻咽腔閉鎖機能障害の改善（図39）

　軟口蓋挙上装置は、義歯や口蓋床に挙上子をつけて製作します。軟口蓋の運動が十分でないときに軟口蓋を挙上子して挙上することで、鼻咽腔の閉鎖を図ります。この装置は機能を代償し、装置を装用しながら訓練を行うことで、機能を賦活化すると考えられています。軟口蓋挙上装置は有用な補綴装置ですが、術後に開鼻性や奥舌音などの障害が持続する場合は積極的に咽頭弁形成術などの手術的アプローチも必要となります。

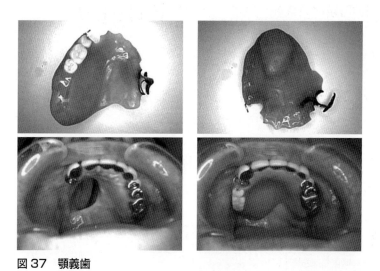

図37　顎義歯

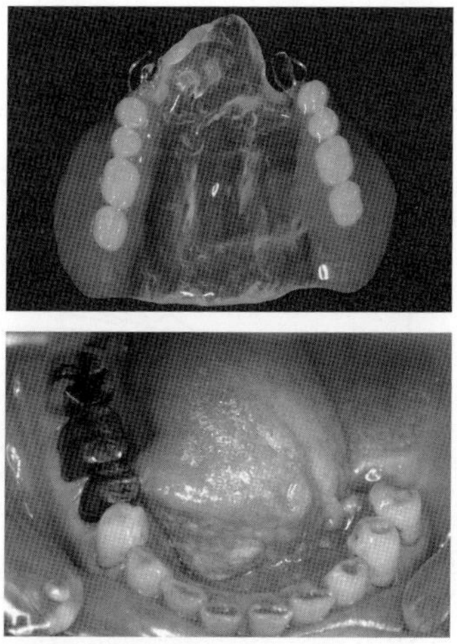

図38　PAP

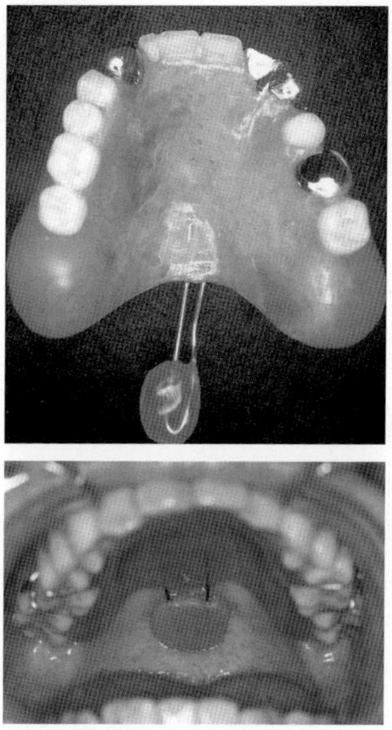

図39　PLP

1）誤嚥性肺炎の病態

（1）誤嚥性肺炎の概念

　誤嚥性肺炎（嚥下性肺炎ともいう）という用語は古くから使われていますが、定義や診断基準については明確ではありません。この問題点を考慮して、わが国では嚥下性肺疾患研究会が発足し、そこで嚥下性肺疾患が分類・定義されました（図1）。これによると、嚥下性肺疾患として、人工呼吸器関連肺炎、メンデルソン症候群（Menderson syndrome）、誤嚥性肺炎（通常型）、びまん性嚥下性細気管支炎の4つの疾患を取り上げ、3つに分類しています。最も頻度の高い誤嚥性肺炎は、明らかな誤嚥（顕性誤嚥）の確認、または嚥下機能障害の存在と肺の炎症所見の確認によって診断されます。つまり、嚥下機能障害を確認した患者に発症する肺炎で、明らかな他の原因が考えられない場合は誤嚥性肺炎と考えてよいということです。したがって、一般的に肺炎患者をみた場合は嚥下機能障害の有無の評価が重要となります。

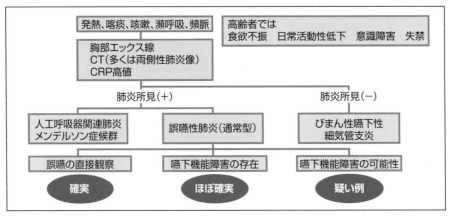

図1　誤嚥性肺炎診断フローチャート[1] 一部改変

（2）誤嚥と誤嚥性肺炎の関係

　嚥下機能障害という病態では誤嚥を生じますが、誤嚥が生じることと肺炎が発症することとはイコールではありません。誤嚥には、食事や飲水でむせるような「顕性誤嚥」と、主に夜間に気づか（れ）ないうちに鼻腔、口腔、咽喉頭分泌物を誤嚥する「不顕性誤嚥」とがあります。通常の誤嚥性肺炎は、顕性誤嚥から発症することよりも、頻回に起こる不顕性誤嚥の結果として多く発症します（図2）。したがって、絶食措置や経鼻胃管、胃瘻

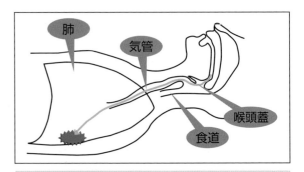

図2　不顕性誤嚥肺炎の経路
口腔内・鼻腔内の微生物を含んだ唾液が夜間に気付かれない間に誤嚥され、肺に吸い込まれることで肺炎を起こす。肺の背中側に肺炎が起こりやすい。

留置も絶対的な誤嚥性肺炎の予防策とはなりません。

　誤嚥性肺炎発症のリスクとなる状態・疾患を表1にまとめました。ここでは、主に嚥下機能に関係する因子が、脳神経疾患から器質的な異常まで幅広く含まれています。一方、患者の全身状態・防御能も無視できない因子ではありますが、これを客観的に評価することは困難です。

表1　誤嚥の危険因子

神経疾患	脳血管障害 パーキンソン病 認知症（脳血管性、アルツハイマー型）
寝たきり状態	
口腔・咽喉頭の異常	
胃食道疾患	食道憩室、食道運動障害（アカラシア、強皮症） 嚥下に影響しうる悪性腫瘍 胃－食道逆流（食道裂孔ヘルニア、逆流性食道炎） 胃切除（全摘、亜全摘）
医原性	鎮静薬、睡眠薬 経管栄養
むせをしばしば自覚、または目撃	

　これらを踏まえて、図3に誤嚥性肺炎発症のメカニズムを示しました。誤嚥性肺炎の発症の過程は、①鼻腔・口腔内の微生物が、②気道へ吸引・誤嚥され、③肺炎を引き起こすというものです。①の鼻腔・口腔内の微生物の種類や量に関しては、鼻腔・口腔内衛生状態の問題です。②の肺へ吸引・誤嚥される過程は嚥下反射（すなわち嚥下能）の障害や、口腔、咽喉頭、食道（逆流）、体位などの問題です。③の肺炎に至る過程では、局所や全身の防御能が重要であり、咳反射の障害や、全身免疫力の低下が問題となります。したがって、これらの過程が複雑に障害されることで誤嚥性肺炎が成立します。

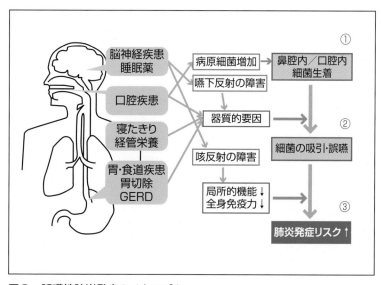

図3　誤嚥性肺炎発症のメカニズム

（3）嚥下機能評価方法

　誤嚥性肺炎の診断には、嚥下機能の評価を行う必要があります。これには、反復唾液嚥下テスト、水飲みテスト、フードテストなどがあります。（p.35 を参照）。嚥下機能の障害を診断するためには、これらの方法は有効ですが、座位で行うことが多く、肺炎の発症とは直接の関係が証明されていません。これに対し、仰臥位で行う嚥下機能検査として簡易嚥下誘発試験があります（図4）[2]。この方法はベッドサイドで行えるため実際的であり、肺炎につながる嚥下障害を検出する点で、感度・特異度ともに優れています。

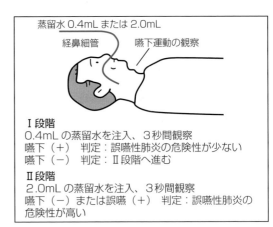

図4　簡易嚥下誘発試験[2]

2）誤嚥性肺炎における微生物と肺炎

（1）誤嚥性肺炎の起炎微生物

　口腔内を比較的清潔にしている健常者の歯表面には、1本あたり1,000～10万の微生物が生息しています。一方、口腔清掃不良者の歯表面には1本あたり1億～10億の微生物がいるとされます。また、プラーク1mm^3あたり1億の微生物を含んでいます。細菌のうち、ほとんどは嫌気性菌であり、好気性菌はその1/10～1/100程度とされます。

　細菌性肺炎においては、口腔を経由して喀出される喀痰の培養によって起炎微生物を検出することが一般的に行われています。しかし、口腔内には雑多な嫌気性菌が生息しており、口腔内の微生物が原因をなす誤嚥性肺炎の起炎微生物を、口腔を経由して採取された喀痰の培養から決定することは、肺炎とは関係のない口腔内微生物も混在して検出されるため、事実上不可能です。したがって、誤嚥性肺炎の起炎微生物を決定する方法としては、血液培養、尿中抗原検査、もしくは感染局所（肺）から直接得た検体（経皮的肺穿刺法、汚染防止機能付きブラシ；protected specimen brushing、気管支肺胞洗浄：bronchoalveolar lavage；BAL など）の培養、経気管吸引法（transtracheal aspirataion）からの培養など、口腔を経由しない方法で採取された検体を用いる必要があります。しかし、特に日常生活動作（Activities of Daily Living；ADL）の悪い患者の肺炎では侵襲的な検査を積極的に行うことは少なく、誤嚥性肺炎の起炎菌の頻度を正確に調べた報告はほとんどありません。

　療養施設発症の誤嚥性肺炎で人工呼吸管理となった重症例を検討した報告では[3]、血液培養や常在菌汚染を防止した気管支肺胞洗浄法（protected BAL）の検体から同定された起炎微生物のなかでは、49%がグラム陰性好気性桿菌（大腸菌、クレブシエラ、セラチア、プロテウス菌など）、16%が嫌気性菌、12%が黄色ブドウ球菌であったとあります。ここでは、嫌気性菌が出た患者と好気性菌が出た患者の間ではプラーク・インデックス[4]に違いはみられ

ず、ADL が悪い患者で嫌気性菌の関与が大きいと考えられます。嫌気性菌の検出は先に述べたとおり、困難を伴います。これに主眼をおいた研究では、ペプトストレプトコッカス（*Peptostreptococcus*）、プレボテラ（*Prevotella*）、フソバクテリウム（*Fusobacterium*）などが重要とされています（表2）[5]。

表2　誤嚥性肺炎の主な病原体（文献5より引用改変）

	菌種	検出例
グラム陰性菌	嫌気性桿菌	54
	うち *Prevotella melaninogenicus*	(23)
	うち *Fusobacterium nucleatum*	(18)
	緑膿菌	6
	大腸菌など腸内細菌	12
	Veillonella 菌種（*anaerobic cocci*）	4
	その他	9
グラム陽性菌	口腔内嫌気性球菌 （*Peptostreptococcus*、*Peptococcus*）	23
	微好気性球菌（*Streptococcus*）	9
	肺炎球菌	7
	黄色ブドウ球菌	8
	腸球菌	2
	化膿性レンサ球菌	1
	嫌気性桿菌	16

（2）口腔内疾患と肺炎

a. 発生機序

口腔内微生物が呼吸器感染症を引き起こす過程では、以下の機序が考えられます[6]。

①歯科的病原体の誤嚥が肺に感染する

②唾液中の歯周病関連酵素が粘膜表面で呼吸器病原体の付着と生着を促し、それが誤嚥される

③歯周病関連酵素が唾液ペリクル（獲得被膜；pellicle）を破壊し、病原微生物が口腔粘膜から除去されるのを妨げる

④歯周病組織からのサイトカインが呼吸器上皮細胞を修飾し、呼吸器感染を促進する

b. 衛生状態と細菌性肺炎の関係

以下に口腔内衛生状態と細菌性肺炎の関係を調べた多数の研究をまとめました。

・肺炎のリスクとされる状態は、「う蝕原性細菌や歯周病菌が歯垢や唾液に存在する」「重度う蝕」「プラークの存在」「オーラルケアが自分で不可能」であった[7,8]

・長期療養施設の有歯顎（歯を有する）患者では、無歯顎患者よりも誤嚥性肺炎を起こしやすかった

・口腔清掃は、有歯顎患者でも無歯顎患者でも長期療養施設入居者の肺炎を減少させた[9]。これらのことから、口腔内で歯肉ポケットが一番清掃しづらいため、有歯顎患者ではより一層の

ケアが必要である

- 10 カ所以上の歯周ポケットをもつ患者は、肺炎での死亡率が高かった[10]
- 脳外科手術後の肺炎発症は、術前の歯周病スコアの高い患者でリスクが高かった[11]
- 食道がん術前の患者で、プラークに病原性の高い微生物が含まれていると、術後に人工呼吸器関連肺炎（ventilator-associated pneumonia；VAP）を起こす可能性が高く、これらの微生物は VAP の喀痰から分離されたものと一致していた[12]
- 食道がん術前に口腔清掃を徹底すると、術後肺炎の発生が減少した[13]

これらの研究は、術前の口腔内衛生状態の評価が重要であり、術前に肺炎の予防ができる可能性を示しています。また、通常の歯科的疾患に関与する微生物以外に、口腔内に定着した呼吸器病原体も問題となります。

- ICU 入室患者ではプラーク・スコアが高く、プラークや口腔粘膜に呼吸器病原体（MRSA、緑膿菌、その他のグラム陰性菌）が多くみられた。これらの定着は以前の抗菌薬治療と関連していた[14]
- ICU 患者の VAP では、プラークから採取された細菌と、BAL から得られた肺炎の起炎菌との間で同一菌種がみられ、遺伝子型がほぼ同様であった[15]
- 長期療養施設入所の患者では呼吸器病原体の生着率が高かった[16]
- 長期療養施設患者のうちで、プラークや咽頭に病原微生物が多いほど、亜急性の医療介助を要する場合が多かった[6]
- 10 〜 19 歯をもつ高齢者において、緑膿菌類と *C.albicans* が同時に存在することは、誤嚥性肺炎の指標となる[6]
- 口腔内の衛生状態が悪い患者では、慢性呼吸器疾患（COPD）を合併している可能性が高く[17]、歯周病と COPD とは関連している可能性がある。口腔内衛生状態の向上と定期的な専門的オーラルケアは、呼吸器疾患の発症や進展を抑えた[7]

c．口腔清掃の重要性

歯科的口腔清掃が肺炎やそれによる死亡を減少させるか、という疑問に対する研究は多数行われてきました。術後管理中は特に肺炎が起こりやすい状況です。

- 心血管手術後の肺炎は 2-10% に上り、特に術後一週間以内に多く[18]、周術期口腔清掃を含む肺炎予防策導入後には、導入前と比較して心血管手術後の肺炎発症例が減少した[19]
- 食道がん術後の肺炎についての症例対照研究では、周術期口腔清掃が肺炎を減少させることが示された[20]。DPC データを用いた研究で、食道がん術前の歯科的口腔清掃により術後誤嚥性肺炎の発症を予防できることが示唆された[21]
- 肺がん術前の歯科による口腔清掃の有効性を見た症例対照研究では、口腔清掃を受けたグループにおいて術後肺炎の合併が少なかった[22]
- 頭頸部・消化管・肝臓・肺の手術患者を対象とした保険データベースを用いた研究で、歯科医による術前口腔清掃を受けた場合、術後肺炎や術後 30 日死亡の割合が減少した[23]

・ICU 患者を対象としたランダム化比較試験では、クロルヘキシジン消毒のみに比して、それにブラッシングを含めた口腔清掃を加えると、VAP の発症率が低かった[24]。二重盲検試験に限定した、心臓以外の術後患者での VAP 予防に関する研究のメタ解析では、日常の口腔清掃にクロルヘキシジン消毒を加えることは VAP の発症予防効果がみられなかった[25]

これらのことから、ブラッシングを主体とした機械的口腔清掃が重要であり、消毒液による口腔清浄は主役ではないことがうかがえます。ブラッシングが推奨されるのは、感染源となりうるプラークのバイオフィルムを除去するためです。

一方、長期療養施設の患者さんにとっても肺炎（NHCAP）は大きな問題です。
・長期療養施設入所者において、口腔清掃を受けなかった場合、口腔清掃を受けた場合より肺炎死亡のオッズ比は 3 倍であった[26]
・機械的口腔清掃は、肺炎による死亡を約 10 人中 1 人減らす結果となった[27]
・長期療養施設入所者に毎食後ブラッシングを中心とした口腔清掃を行うと、発熱のエピソードや、肺炎による死亡が減少した[28,29]
・長期療養施設の高齢者において、口腔清掃以外に肺炎や発熱に関係することとして重要なのは、残存歯数が少ないこと、きざみ食、食事ケアのレベル、口腔内カンジダの量であった[30]
・病院や療養施設の患者において HCAP の予防について重点的ケアと通常のケアを比較した研究をメタ解析した結果、歯科スタッフ（医師や歯科衛生士）によるケアは肺炎による死亡を減少させる可能性が示唆された。一方、介護スタッフによるケアは減少効果を認めなかった。これは、歯科スタッフが歯のバイオフィルムや歯垢除去に長けているほか、高齢者にとって、より不快感を与えないで高齢者が協力的になれるからかもしれない[31]

口腔清掃は細菌の減少効果以外にもメリットが報告されています。
・口腔清掃により患者の ADL や認知機能も改善傾向にあった[28]
・ブラッシングによる口腔清掃を毎食後 1 カ月間ホーム入居者に行ったところ、咳反射感受性が亢進した。このことは、口腔清掃によって生体防御の面からも肺炎の予防にもつながると考えられる[32]

以上のように、口腔清掃は院内肺炎や NHCAP の予防に有益であることが示唆されます。日本呼吸器学会の成人肺炎診療ガイドラインでは、有益性のエビデンスは強いとされ、医療費削減効果もあるとされています[33]。また、日本頭頸部癌学会の頭頸部癌ガイドラインでは、咽喉頭部の手術や放射線治療が誤嚥性肺炎のリスクとなることや、放射線治療後の重篤な合併症である顎骨壊死の予防の観点から、ブラッシングを中心とした口腔清掃の重要性を強調しています[34]。

第2章

3）実地臨床における肺炎とその予防

（1）肺炎の分類

　　肺炎を分類する理由は、発生場所、基礎疾患、病態、重症度によって適切な治療方針が異なってくるためです。発生場所と病態を考慮した分類法として、表3のように市中肺炎、医療・介護関連肺炎、院内肺炎と3種類に分類する方法が一般的です。

　　市中肺炎（community-acquired pneumonia；CAP）は、病院や長期介護施設など以外（すなわち一般家庭が多い）で発生した肺炎です。医療・介護関連肺炎（nursing and healthcare-associated pneumonia；NHCAP）は、表3に記載したような4つのカテゴリーからなる医療や介護を受けている患者の肺炎です[35]。院内肺炎（hospital-acquired pneumonia；HAP）は病院内で発症した肺炎です。一方、病態を考慮した肺炎の名称の一つとして、誤嚥性肺炎があり、これはCAP、NHCAP、HAPのいずれでも起こりえます。また、人工呼吸器関連肺炎も病態を表した肺炎の名称であり、これはHAPの一部です。老人ホーム肺炎は、発症場所による分類ですが、NHCAPに含まれています。

（2）医療・介護関連肺炎（NHCAP）

　　2005年に米国で「医療関連肺炎」の概念が提唱されたことと[36]、人口の高齢化、肺炎の病態の複雑化・多様化が考慮され、2011年に日本呼吸器学会から「医療・介護関連肺炎」の概念が発表されました（NHCAPガイドライン）[35]。この定義は表3に示したとおりです。すなわち、病態としては表4のようなものが含まれるとされます。施設入所者の肺炎や、在宅介護患者の

表3　肺炎の分類

市中肺炎 （community-acquired pneumonia；CAP）
一般家庭で発症したもの。NHCAPをのぞく

医療・介護関連肺炎[21] （nursing and healthcare-associated pneumonia；NHCAP）
1．長期療養型病床群もしくは介護施設に入所している（精神病床含む） 2．90日以内に病院を退院した 3．介護を必要とする高齢者、身障者（PS3以上）＊ 4．通院にて継続的に血管内治療（透析、抗菌薬、化学療法、免疫抑制薬等による治療）を受けている ＊PS：Eastern Cooperative Oncology Group（ECOG）のPerformance Status

院内肺炎 （hospital-acquired pneumonia；HAP）
1．病院入院後48時間以後に発症したもの 2．人工呼吸器関連肺炎（ventilator-associated pneumonia；VAP）を含む

※誤嚥性肺炎は、上記の3つのどの肺炎にも含まれる

表4　NHCAPの主な発生機序[21]

1．誤嚥性肺炎
2．インフルエンザ後の二次性細菌性肺炎
3．透析などの血管内治療による耐性菌性肺炎（MRSA肺炎など）
4．免疫抑制薬や抗がん薬による治療中に発症した日和見感染症としての肺炎

肺炎が含まれており、現実的には、NHCAPは介護度が高い患者の誤嚥性肺炎が大部分である
といえます。介護を受ける患者の側から見ると、誤嚥は最も多い発熱の原因であり、肺炎は最
も多い死亡原因です。これらの患者群における肺炎予防のための歯科口腔外科的治療やオーラ
ルケア（口腔清掃および口腔機能訓練）の重要性は先に述べたとおりです。

（3）院内肺炎（HAP）

　院内肺炎の起炎微生物は、MRSAや緑膿菌などの薬剤耐性菌が原因となることも多く、治
療に難渋します。また、全身状態が悪かったり、免疫力が低下していたりすることも多く、そ
うした患者では治療効果が出にくかったり、肺炎による全身状態へのダメージが深刻であった
りします。したがって、肺炎の3つの分類のうちで最も死亡率が高くなるため、予防が重要です。
　HAPには、通常の病棟における院内肺炎と、ICUなどでのVAPとがあります。院内で肺
炎を起こしやすい状況として、抗がん薬・免疫抑制剤治療中や放射線治療中、術後患者、挿管
患者（術後を含む）、介護度が高い患者（リハビリ中入院患者）が挙げられます。抗がん薬・
免疫抑制剤治療中や放射線治療中の患者では、**図3**の機序のなかで全身免疫力の低下が主な肺
炎発症因子です。一方、術後患者、挿管患者、介護度が高い患者は、**図3**のなかで器質的要因
が主な肺炎発症因子です。また、入院患者は疾患を抱えており、その治療が最優先されている
ため、特別な医療・看護上の管理がなければ一般的に口腔清掃不良に陥りやすいです。これら
の病態における、歯科口腔外科的治療やオーラルケア（口腔清掃および口腔機能訓練）の位置
づけを**図5**に示しました。これらが院内肺炎の予防につながることは前述のとおりです。

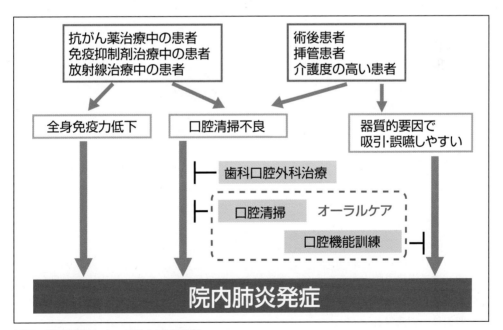

図5　院内肺炎とオーラルケアの役割

VAP は、人工呼吸器装着中に発生する肺炎です。特に気管内挿管下では、気道への唾液流入に対する生理的防御機構が破綻している状態です。人工呼吸の日数が長いほど、その患者が VAP を発症する確率は増加します[37]。早期発症（ICU 入室一週間以内）よりも晩期発症（ICU 入室一週間以後）のほうが、MRSA や緑膿菌が原因菌となる可能性が上がります[38]。VAP のみならず、一般的な院内肺炎の起炎菌においても、入院早期発症よりも晩期発症（入院 15 日以後）のほうが耐性菌の可能性が上昇します[39]。挿管人工呼吸中にブラッシングを含めた口腔清掃を受けると、それを行わない患者と比較して VAP の発生率が低くなりました[40,41]。これらは、入院後、特に挿管人工呼吸治療中の口腔清掃の重要性を示していますが、口腔清掃だけではなく、頻回の口腔・声門下吸引などのケアと併せて行うことが重要です。

（4）誤嚥性肺炎の予防

　以上、概説しましたように、誤嚥性肺炎は多段階の障害で生じます。したがって、口腔内を清潔にするだけでも、また、嚥下機能を改善させるだけでも、誤嚥性肺炎の予防には不十分といえます。

a. 非挿管患者の肺炎予防

　表5に非挿管患者の誤嚥性肺炎の予防策をまとめました。

①脳血管障害の予防

　脳血管障害（微小なものも含む）が誤嚥性肺炎の最大要因と考えられるため、高血圧症や糖尿病などの生活習慣病のコントロールが重要です。すでに脳血管障害が存在する場合は、障害の進展を防止する必要があります。

②オーラルケア、歯科口腔外科的介入

　食後の歯磨き、うがいにより、口腔内を清潔に保ちます。自力で不可能な場合は、介護・看護によるケアが必要です。また、歯周病・う蝕についての歯科口腔外科的介入も重要です。嚥下機能訓練、発声訓練は嚥下機能回復に有用です。

表5　非挿管患者の誤嚥性肺炎の予防策

顕性誤嚥対策と治療
・摂食嚥下リハビリテーション、嚥下訓練、嚥下筋群の強化（発声練習）、経鼻胃管留置からの嚥下訓練
・食事介助、食事内容物の検討（とろみ付加など）
・咽頭の持続吸引、口腔清掃、歯科的介入
・栄養ルートの検討（胃瘻）、経鼻胃管長期留置の回避
・胃食道逆流対策（薬物、食後の半座位）、腸管蠕動の改善

不顕性誤嚥対策と治療
・就寝時頭位挙上、日中の座位保持
・口腔内保清、歯科的介入
・ACE 阻害薬（カプトリル、レニベースなど）、シロスタゾール（プレタール）（嚥下反射改善）
・意識レベル維持
・嚥下反射抑制物質（鎮静薬、睡眠薬）の見直し

③体位

　胃－食道逆流を防止するために、半座位の時間を長く保ちます。胃内圧の上昇を避け、特に食後すぐには仰臥位にならないようにします。就寝時にもできるだけ頭位を高く保ちます。

④経管栄養・胃瘻栄養

　自力での食事摂取が不能な場合や、嚥下障害が強く誤嚥を反復する場合が適応となります。経鼻経管栄養は嚥下経路にチューブを置くため、唾液の嚥下反射を妨げ、気道への流入を助長します。液の注入には時間をかけ、胃内圧の上昇を避けます。

⑤薬物療法

　アンギオテンシン変換酵素（ACE）阻害薬は咳反射を亢進させるため、誤嚥性肺炎の予防に役立ちます。

b. 挿管下人工呼吸患者の肺炎予防

　表6に挿管人工呼吸患者の肺炎予防策をまとめました。

① 手指衛生、手袋、ガウン

　MRSA などの菌は、主に接触によって感染します。接触予防策をとり、医療従事者を介しての患者間伝播を防ぐことは、院内感染対策上重要です。

② 体位

　セミファーラー位（30 〜 45° 上体挙上）が望ましい。

③ 胃内容量の調整

　腹部膨満を避け、腸管運動を抑制する薬を避けます。経管栄養の場合は、逆流の可能性を減らすため、できればチューブ先端をトライツ靭帯より肛側へ留置したほうがよいでしょう。

表6　挿管下人工呼吸患者の肺炎予防
手指衛生、手袋、ガウン
セミファーラー位（30 〜 45°上体挙上）
胃内容量の調整
気管内挿管の方法
挿管期間の短縮、経鼻よりも経口挿管、声門下吸引ポートつきチューブ、鎮静薬・筋弛緩薬の過剰投与を避ける
気管切開
口腔内保清、歯科的介入

④ 気管挿管

　経鼻挿管は副鼻腔炎の発症頻度が上がり、肺炎の原因となるので、原則として経口挿管とします。チューブは声門下（カフ上）吸引ができるポートつきチューブがよい。吸引は連続的でも間欠的でも問題ありません。吸引を効果的なものにするために、チューブのカフ圧は 25 〜 30cmH$_2$O を維持することが求められています。

　なお、不必要な挿管は行わず、また、挿管の長期化を避けましょう。非侵襲的陽圧人工呼吸はVAPの発症頻度を減らすことができます。鎮静薬、筋弛緩薬の過剰投与も避けましょう。

⑤ 気管切開

　喉頭機能が正常であれば、挿管下人工呼吸よりも VAP の発症頻度を減らすことが期待されます。実際に、早期の気管切開は VAP を減らしたという報告がありますが、結論は得られていません。

⑥ 人工呼吸器と回路の管理

　回路は滅菌済みのものを使用し、目に見える汚染があれば交換しますが、同じ患者に用いるかぎり、定期的な交換は必要ありません。また、人工呼吸器を使用のたびに滅菌消毒する必要はありません。

⑦ 吸引カテーテル

　気道内吸引用のカテーテルには、閉鎖式吸引カテーテルと開放式使い捨て吸引カテーテルとがあります。VAP の発症率に有意な差はありませんが、コスト面と呼吸管理の観点から、閉鎖式が推奨されます。

⑧口腔清掃、歯科的介入

　人工呼吸が必要な患者では、概して広域抗菌薬が投与されることが多く、口腔内常在菌叢が乱れ、薬剤耐性菌が定着しやすくなります。人工呼吸管理中は、口腔内常在菌が気管内チューブのカフ脇から吸引されて肺炎を起こします。このため、口腔清浄は肺炎の予防に最も重要な介入の一つであるといえます。また、口唇や口腔粘膜の保湿に注意し、粘膜組織を保護することも大切です。

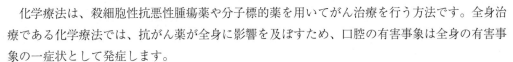

化学療法における口腔機能管理

1）化学療法前に行うべきこと

　化学療法は、殺細胞性抗悪性腫瘍薬や分子標的薬を用いてがん治療を行う方法です。全身治療である化学療法では、抗がん薬が全身に影響を及ぼすため、口腔の有害事象は全身の有害事象の一症状として発症します。

　化学療法における口腔機能管理では、口腔内の治療はもちろんのこと、口腔を清潔に保ち、口腔機能（摂食のための捕食機能、咀嚼機能、嚥下機能など）を保つように管理していくことが重要です。化学療法の副作用である口腔粘膜炎が出現し、唾液分泌が減少すると、口腔内の疼痛や味覚低下が起こり、食事摂取ができなくなり、咀嚼機能が低下します。また、咽頭部に粘膜炎が出現すると、疼痛などにより嚥下がしにくくなります。さらに、抗がん薬自体での味覚異常が出現したとき、悪心のコントロールが不十分なとき、強い倦怠感が続くときなどは、食事摂取しにくくなります。これにより摂食機能が衰えるなど、口腔機能の低下をきたすことがあります。

　口腔内を清潔に保つための口腔清掃については、患者が知識不足であれば、不十分となります。また、化学療法の副作用による倦怠感や、口腔粘膜炎などによる口腔内の疼痛が強いときには、患者本人による十分な口腔清掃を行うことができない可能性もあります。

　そのため、化学療法が行われる前に患者の口腔機能をアセスメントし（⑥周術期等口腔機能管理計画書、「化学療法前の口腔機能管理のポイント」p.59 参照）、患者に口腔機能についての介入や必要な知識を教育しておくことが重要になるのです。

2）化学療法前の口腔機能管理の必要性

　化学療法による口腔内の有害事象は、多くの複雑な因子が複合して起こります。特に口腔粘膜炎は、化学療法を受ける患者の約 30 ～ 40% に出現します[1]。化学療法（単独）では、投与後 4 日目頃から口の粘膜に腫れぼったいなどの変化が現れ、10 ～ 12 日頃に症状のピークを迎え、ピークから治るまでに 1 週間くらいかかります。投与サイクルごとに発症する可能性があります。健康なときであれば傷ついた粘膜は速やかに再生しますが、抗がん薬はその機能を阻害してしまいます。口腔粘膜炎は疼痛と食事の摂取困難によって患者の QOL を低下させるだけでなく、管理が不十分な場合は二次感染を引き起こし、重篤になると化学療法の治療そのものが延期や中止になることもあります。

　化学療法前より効果的なオーラルケアを実施することで、口腔内の有害事象である粘膜障害を最小にし、感染を防ぐことが可能です。

（1）化学療法・放射線療法による口腔粘膜炎の発生機序[2]

　口腔粘膜炎は単に放射線や抗がん薬による直接的なダメージだけでなく、炎症性サイトカインの増幅に起因する組織障害や潰瘍表面の細菌コロニー形成による口腔内細菌叢の破綻が関与

しています。その結果、グラム陰性桿菌が増加し、その内毒素（エンドトキシン）がさらなる潰瘍増悪を引き起こすという複雑な過程で重症化していきます。そのため、患者の自覚症状（訴え）や口腔内の所見は医療者間において共通の理解にしておく必要があり、その際には有害事象共通用語規準（CTCAE、次ページ表1）を用いてグレードで評価を行うことが有効です。

a. 口腔粘膜炎のメカニズム（5段階、図1）

第1相：開始期

放射線療法や化学療法により活性酸素が発生し、直接的にDNAを損傷するため、細胞の増殖抑制や細胞死が起こる。

第2・3相：シグナル伝達期・増幅期

活性酵素は上皮層や粘膜下層にも作用し、炎症性サイトカインを放出することにより、細胞死が起こる。炎症性サイトカイン自体がさらなる炎症性サイトカインを誘導するポジティブフィードバックにより、さらに炎症が進行する（一次性口内炎、図2）。

第4相：潰瘍期

上皮層は欠損し（潰瘍形成）、潰瘍表面に細菌コロニーが形成される。口内細菌叢の変化によりグラム陰性桿菌が増加し、その内毒素は潰瘍をさらに悪化させる。（二次性口内炎、図3）。

第5相：治癒期

細胞の増殖・分化により、新しい粘膜が再生され、正常な口腔細菌叢が定着する。

その他

抗がん薬によるアレルギーで口腔粘膜炎が出現することがある（図4）。

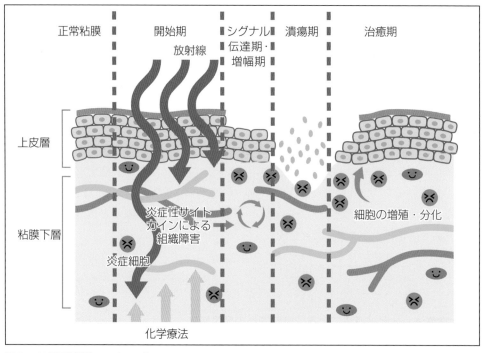

図1　口腔粘膜炎のメカニズム

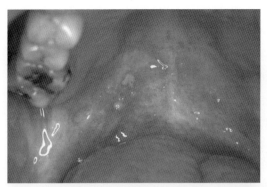

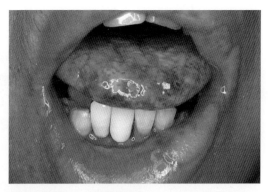

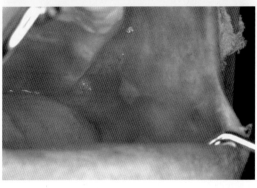

図2（左上）　一次性口内炎
図3（右上）　二次性口内炎
図4（左下）　アレルギー反応による口腔粘膜炎

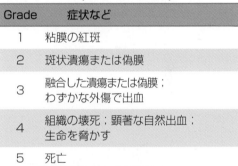

表1　口腔粘膜炎のグレード分類　下の写真は各グレードの口腔内の状況。

	（CTCAE ver5.0）			（CTCAE ver3.0）
Grade	症状など		Grade	症状など
1	症状がない、または軽度の症状がある；治療を要さない		1	粘膜の紅斑
2	中等度の疼痛；経口摂取に支障がない、食事の変更を要する		2	斑状潰瘍または偽膜
3	高度の疼痛；経口摂取に支障がある		3	融合した潰瘍または偽膜；わずかな外傷で出血
4	生命を脅かす；緊急処置を要する		4	組織の壊死；顕著な自然出血；生命を脅かす
5	死亡		5	死亡

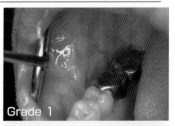
Grade 1

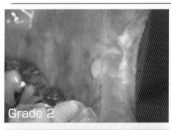
Grade 2

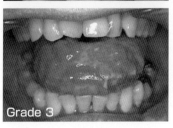
Grade 3

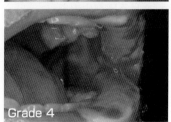
Grade 4

3）口腔粘膜炎のリスクファクター

（1）口腔粘膜炎を起こしやすい抗がん薬

　　DNA合成過程を傷害する抗がん薬は口腔粘膜傷害作用が最も強いですが、薬剤の種類だけで口腔粘膜炎のリスクが予測できるわけではありません。

　　口腔粘膜炎を起こしやすい抗がん薬を表2に示します[3]。

表2　口腔粘膜炎を起こしやすい抗がん薬

抗がん薬の種類	抗がん薬名（商品名）
抗がん性抗生物質	ブレオマイシン（ブレオ®）、ダウノルビシン（ダウノマイシン®）、ドキソルビシン（アドリアシン®）、アクチノマイシンD（コスメゲン®）
植物性アルカノイド	イリノテカン（カンプト®・トポテシン®）、エトポシド（ベプシド®・ラステッド®）
代謝拮抗薬	5-フルオロウラシル（5FU®）、メトトレキサート（メソトレキセート®）、テガフール・ギメラシル・オテラシル（ティーエスワン®）、カペシタビン（ゼローダ®）、シタラビン（キロサイド®）
アルキル化薬	メルファラン（アルケラン®）、シクロホスファミド（エンドキサン®）
プラチナ系	シスプラチン（ランダ®、ブリプラチン®など）
タキサン系	パクリタキセル（タキソール®）、ドセタキセル（タキソテール®）、パクリタキセル・アルブミン懸濁型（アブラキサン®）
標的分子	分子標的薬名（商品名）
mTOR	エベロリムス（アフィニトール®）、テムシロリムス（トーリセル®）
EGFR，HER2	アファチニブ（ジオトリフ®）
EGFR	セツキシマブ（アービタックス®）、パニツムマブ（ベクティビックス®）
HER2	ラパチニブ（タイケルブ®）、トラスツズマブ（ハーセプチン®）
VEGFR (multi-targeted)	スニチニブ（スーテント®）、アキシチニブ（インライタ®）
EGFR (multi-targeted)	オシメルチニブ（タグリッソ®）
CD33+ 抗がん性抗生物質	ゲムツズマブ オゾガマイシン（マイロターグ®）
CDK4/5	イブランス（パルボシクリブ®）

（2）粘膜を変性させる薬剤や治療

　　化学療法と併用で、表3の治療や薬剤を使用していると、口腔粘膜炎の発症リスクが高くなります。そのほかにも表4に示すような患者の状態によってもリスクが高くなることにも注意が必要です[4]。

表3　粘膜を変性させる薬剤や治療

治療・薬剤名	粘膜変性の状態
酸素療法	粘膜面の乾燥
抗コリン薬	唾液分泌の減少
フェニトイン	歯肉の増殖
ステロイド薬	真菌の異常増殖
全身放射線照射や頭頸部領域への放射線療法	放射線治療（p.69）参照

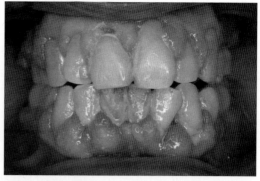

図5　歯肉の増殖

表4　その他のリスクファクター

患者の状況	口腔内の状態
歯科疾患や口腔内の不衛生	易感染性
義歯不適合	不適合な義歯は粘膜を刺激し、粘膜の被覆結合性を傷害する
高齢者	唾液分泌の減少、粘膜再生回転の低下、歯周炎の増加
小児	未熟な免疫反応、細胞増殖が活発であること、造血器腫瘍の有病率が高い
飲酒や喫煙歴	アルコールと煙草は粘膜に炎症性刺激を与える
栄養不良	粘膜の治癒が遅れる、精製糖を多く含む食品によってう蝕となる
刺激性の強い食品の摂取	粘膜が充血し傷害を受ける
脱水	粘膜の被覆結合が変性する
頭頸部がん	手術後に放射線療法を受ける頭頸部がん患者は、特にリスクが高い
白血病、リンパ腫、造血幹細胞移植	口腔粘膜炎を生じる可能性の高い薬剤が用いられ、同時に好中球減少が遷延するため、リスクが高まる。また二次的な日和見感染に罹患しやすくなる
肝障害や腎障害	抗がん薬の代謝や排泄が適切に行われない
粘膜を傷害しやすいさまざまな治療	傷害部位からの二次感染

4）化学療法前の歯科治療の必要性

（1）骨髄抑制時のう蝕の危険性

　重度のう蝕（**図6**）や歯周炎の治療が完治していない状態、つまり感染した病巣をもったまま免疫抑制や骨髄抑制の強い化学療法を受けると、歯や周囲組織に感染が広がります。骨髄抑制期に感染が一気に広がり、菌血症から敗血症に移行することもあります。それを予防するため、化学療法前に歯科を受診し、感染巣のスクリーニングを実施して治療を終了

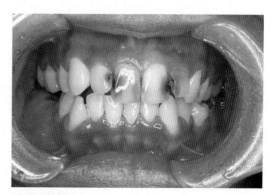

図6　う蝕

させておくことが必要となります[5]。

（2）ビスフォスフォネート製剤・抗RANKL抗体薬使用時の顎骨骨髄炎のリスク回避

　乳がん、肺がんなどの固形がんの骨転移や、多発性骨髄腫の治療に使われるゾメタ®、アレディア®などのビスフォスフォネート製剤（以下、BP製剤）は、抗がん薬ではありませんが、がん治療には必須の薬剤です。しかし、BP製剤による治療を受けている患者に顎骨骨髄炎・骨露出が現れることがあります。報告された症例の多くは、抜歯などの顎骨に対する侵襲的な歯科処置や局所感染に関連して発現したものです。

　BP製剤の投与開始前に口腔内の管理状態を確認し、必要に応じて、①患者に対し適切な歯科検診を行い、侵襲的な歯科処置をできるかぎり済ませておくこと、②投与中・投与後に侵襲的な歯科処置が必要になった場合には、BP製剤の投与を受けていることや既往があることを必ず施術する歯科医師に伝え、十分な対処の後に歯科処置を受けるよう指導することが求められます。

　また、口腔内を清潔に保つこと、定期的な歯科検診を受けることを患者に説明し、異常が認められた場合には、ただちに歯科口腔外科を受診するように指導することが重要です[6]。

　なお、BP製剤同様、デノスマブ（ランマーク®）などの抗RANKL抗体薬を含むほかのBMA（Bone-Modifying Agents）[7]でも顎骨骨髄炎・骨露出が起こりやすくなるため、注意が必要です（図7）。

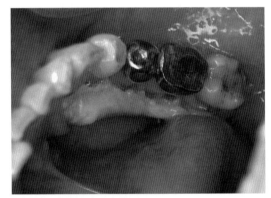

図7　BP製剤による顎骨壊死

（3）血管新生阻害薬使用時の抜歯などの危険性[8]

　血管新生阻害薬（ベバシズマブ、サイラムザ、アフリベルセプト ベータなど）は分子標的治療薬の一つです。

　がん組織は、正常細胞と同じように栄養を摂取して成長します。成長のためには多くの栄養や酸素が必要であるため、自身で新しい血管を作ります。この過程を血管新生と言います。血管新生阻害薬はこの血管新生を阻害し、腫瘍組織での血管新生を抑制することで、腫瘍増殖を阻害します。

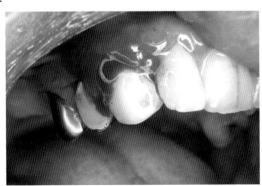

図8　出血傾向のある口腔内

　特徴的な副作用として、出血症状があり、歯肉出血も現れることがあります。また、創傷治癒に影響を及ぼす可能性があり、創傷治癒遅延による創哆開および術後出血などの合併症が現れることがあります（図8）。

こうしたことから、血管新生阻害薬使用中に抜歯などの歯科処置を行うことで、創傷からの出血の継続や、創傷治癒遅延、骨露出を起こす場合があります。そのため、血管新生阻害薬の投与が予定されている患者には、使用前に歯科を受診させ、侵襲的（外科的）歯科治療を済ませておきましょう。特に、保存不可能な歯がある場合には、抜歯を完了してから治療を開始しましょう。

5）化学療法前の口腔機能管理のポイント

化学療法前に上記のリスクファクターなどに関する情報収集を十分に行います。歯科受診ではⒷ周術期等口腔機能管理計画書（資料編Ⓑ）で、現在の口腔管理についてのアセスメントがなされ、また患者へのオーラルケアについての指導が行われます。日々のオーラルケアにかかわる看護職などが歯科スタッフと連携して、患者へのケア方法を理解し、実践につなげることが重要です。また、患者のセルフケア能力についてもアセスメントを行い、ケアが効果的に継続できているのかを評価していく必要があります。

口腔機能管理には、患者自身が関心をもち積極的に参加することが不可欠です。化学療法による口腔粘膜炎のメカニズム、予防やケア方法を十分に説明し、患者が主体的に取り組めるように支援することが重要です。そのため、化学療法前に患者に説明を行っておくことが必要であり、Ⓒ化学療法・放射線治療患者への説明用資料（資料編Ⓒ）などを用いて患者自身の理解を深めることが、セルフケア能力の向上につながると考えられます。

6）化学療法中の口腔機能管理の必要性

適切なオーラルケアで予防を行っても、口腔粘膜炎などの有害事象が出現する場合があります。口腔粘膜炎が発症したときは、それ以上悪化させないための粘膜保護と二次感染予防、症状緩和のためのケアが重要です。適切なケアで症状緩和を行い、治癒過程を促進するように支援しましょう。

（1）口腔粘膜炎の予防：口腔内の冷却（クライオセラピー）[9]

口腔内の冷却（クライオセラピー）は、化学療法開始の約5分前から30分間（投与後5〜6分後まで）氷を口に含む方法です。口腔粘膜を冷やし血管収縮させることにより、口腔粘膜に到達する抗がん薬の量を下げて、炎症誘導性のサイトカインや炎症細胞浸潤の発生を抑制し、粘膜潰瘍形成期を遅らせることを目的としています。そのため、口腔内悪性腫瘍の治療の際には決して使用してはいけません。

一般的に用いられているのは普通の氷ですが、目的は冷却なので、かき氷やシャーベットの類でも構いません。飲み込むときにおいしいもののほうが患者にとって負担になりにくいでしょう。短時間で投与されるフルオロウラシル以外の抗がん薬についてはエビデンスがありませんが、短時間投与の場合には、採用してみるのもよいでしょう。しかし、化学療法投与前からむかつきのある患者には嘔吐を誘発させる可能性もあるため、口腔粘膜炎になりやすい患者には状態をみながら、本人と相談して勧めるようにしましょう。

（2）粘膜保護と二次感染予防（口腔内真菌症については、p.85 口腔内カンジダ症を参照）

　　壊死組織や膿汁などを除去し、循環を促進するためにも、可能なかぎり化学療法前と同様にブラッシングなどの口腔清掃を行いましょう。また、口腔の乾燥を防ぐために、こまめな含嗽あるいは水分摂取を促すことも必要です。血小板が減少している、出血傾向がある、口腔粘膜炎が重篤化しているときには、さらに軟らかい粘膜ブラシなどを用いましょう。症状悪化時には、オーラルケアを再度アセスメントするためにも、歯科スタッフへ相談し、連携をとることが重要です。

（3）口腔粘膜炎の疼痛管理

　　口腔粘膜炎で最もつらい症状の一つである疼痛をいかにコントロールするかで、患者のQOL は大きく変わります。特に、造血幹細胞移植で行う前治療の大量化学療法、全身放射線照射の骨髄抑制期には、重篤な口腔粘膜炎が発症します。症状が悪化し、疼痛が出現したときには、局所的に鎮痛薬を使用するほか、麻薬による持続点滴での疼痛コントロールを図っていくことになります。

　　口腔粘膜炎に対する予防・治療・疼痛時の使用薬に関しては**表5**を、保湿剤については p.84 **表1**を参照にしてください。

表5　口腔粘膜炎の予防・治療・疼痛時に使われる薬剤[10-16]（次ページへ続く）

薬剤	作用	適用	使用法・注意点
ポビドンヨード（イソジン®など）	口腔内の殺菌作用を有する。	感染予防、口腔内の消毒のために使用する。	適量を口腔内全体に行き渡らせるように含嗽を行う。頻回使用は、ヨードの細胞障害性による口内炎自体の治癒遅延の可能性があるため、適度に使用することを説明する必要がある。
アズレンスルホン酸ナトリウム（ハチアズレ®、アズノール®など）	抗炎症作用を有する。	咽頭炎、口内炎、口腔創傷の治療に用いる。	適量を口腔内に含み含嗽する。
アロプリノール（ザイロリック®など）含嗽液*	口腔粘膜の細胞内に発生する活性酸素を中和する。	口内炎を起こしやすい薬剤を用いた化学療法中、化学療法後に口内炎の予防および改善の目的で使用する。	適量を 30 秒〜1分程度口腔内に含んだ後、飲み込まずに吐き出す。含嗽後 30 分は飲食を避ける。口腔がん患者に対しては、抗がん薬や放射線の効果を減弱させる可能性があるため、使用しない。
カモスタットメシル酸塩（フオイパン®など）含嗽液*			
メシル酸ガベキサート（エフォーワイ®など）含嗽液*			
ポラプレジンク（プロマック®など）ーアルギン酸ナトリウム（アルロイドG®など）*			適量を口に含み含嗽した後、飲み込む。注意点については同上。

表5　口腔粘膜炎の予防・治療・疼痛時に使われる薬剤[10-16]（続き）

薬剤	作用	適用	使用法・注意点
トリアムシノロンアセトニド軟膏／貼付剤（ケナログ®、アフタッチ®など）	抗炎症作用を有する。	局所的に口内炎ができている場合に用いる。	1日1～数回、適量を患部に塗布または貼付する。使用後はしばらく飲食を避ける。口腔内に感染を伴う場合、慎重に使用する必要がある。
デキサメタゾン軟膏（アフタゾロン®など）			
アスピリン・重曹・トラネキサム酸（トランサミン®など）含嗽液*	抗炎症作用、鎮痛作用を有する。	口内炎による疼痛が強い場合に使用する。	使用前に振とうし、2～5分程度口腔内に含んだ後、飲み込まずに吐き出す。アスピリンの代わりにジクロフェナク（ボルタレン®など）が用いられることもある。
塩酸リドカインビスカス／ゼリー（キシロカイン®など）	局所麻酔作用を有する。		患部に塗布する。嚥下機能の低下に注意する必要がある。
塩酸リドカイン（キシロカイン®など）・アズレンスルホン酸ナトリウム（ハチアズレ®、アズノール®など）含嗽液			使用前に振とうし、2～5分程度口腔内に含んだ後、飲み込まずに吐き出す。疼痛の程度により、リドカインの量を調節する。嚥下機能の低下に注意する必要がある。
アセトアミノフェン、NSAIDs、非麻薬性鎮痛薬、麻薬性鎮痛薬	鎮痛作用を有する。	口内炎による疼痛が強い場合に使用する。	疼痛の程度に応じて、WHOのガイドラインに従って使用する。NSAIDsによる出血傾向の助長および腎機能障害などに注意する必要がある。オピオイド使用時には、副作用対策として緩下剤、制吐剤の併用を行う。
抗真菌剤（ミコナゾール、イトラコナゾール、アムホテリシンBなど）	抗真菌作用	カンジダ性口内炎の治療に用いる。	ミコナゾール（フロリードゲル®）、イトラコナゾール（イトリゾール®など）、アムホテリシンB（ファンギゾンシロップ®など）などを用いる。
抗ウイルス薬（ビダラビン、アシクロビル、バラシクロビルなど）	抗ウイルス作用	ウイルス性口内炎の治療に用いる。	局所投与の場合はビダラビン（アラセナA®など）、アシクロビル（ゾビラックス®など）外用、全身投与の場合はアシクロビル（ゾビラックス®など）、バラシクロビル（バルトレックス®）などを用いる。
ロイコボリンカルシウム注射剤*（ロイコボリン®注）	抗葉酸代謝拮抗作用によりメトトレキサートの毒性を軽減する。	メトトレキサートによる口腔粘膜炎予防の目的で用いる。	適量を口腔内に含み含嗽した後、飲み込む。
半夏瀉心湯	抗炎症作用、口腔内細菌の抑制作用を有する。	口内炎による疼痛が強い場合に使用する。	コップ半分程度に1包を攪拌し、数回に分けて15秒以上口に含み含嗽した後、飲み込む。
レバミピド含嗽液*	抗炎症作用、粘液増加作用を有する。	口内炎による頭痛が強い場合に使用する。	使用前に振とうし、約30mL程度を通常のうがいより長く口に含んだ後、飲み込まずに吐き出す。使用後30分はできるだけ飲食を避ける。

＊保険適応外使用

第2章

（4）味覚障害

　味覚障害は、患者にとって口腔粘膜炎の次につらい症状であると考えられています。発症は比較的早く、抗がん薬投与2、3日目から現れます。舌の味蕾細胞（幹細胞）が障害を受けて味覚が喪失する味覚喪失と、ある特定の味が感じなくなったり、逆に強く感じたりする味覚異常があります。低栄養状態や味覚神経の電気的シグナルの異常が関与しているのではないかと言われていますが、詳しいメカニズムはわかっていません。味覚異常は血液中の亜鉛濃度低下でも起こりますが、臨床で血中の亜鉛濃度を計測しても低下を確認できない場合もあります。

　対処方法としては対症療法が主体となります。食事の工夫（表6）を紹介したり[17]、京都大学医学部付属病院では入院中に「化学療法を受ける患者の食事選択システム」（図9）を導入しています。

表6　味覚障害がある場合の食事の工夫

＜味を感じない場合＞
　・全体的に味を濃くしてみる

＜塩味・しょう油味を苦く感じる場合、金属味を感じる場合＞
　・塩、しょう油を控えてみる
　・食前にレモン水で味覚を刺激する
　・だしの風味を利用する
　・味噌ドレッシングなどを利用してみる
　・無糖の硬いあめをなめる

＜食べ物が苦く感じる場合＞
　・甘みを強めにしてみる
　・キャラメルなど甘いものを含む

＜甘みを強く感じる場合＞
　・しょう油味、塩味を強くしてみる
　・砂糖、みりんなど甘みのある調味料を控えてみる
　・酸味のある食品を利用してみる

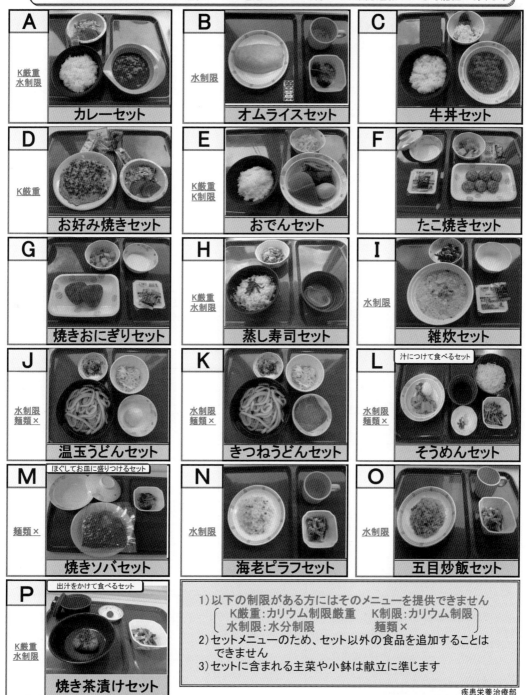

図9　化学療法を受ける患者の食事選択システム（資料提供：京都大学医学部附属病院疾患栄養治療部）

第2章

【事例】

50 歳代、男性　鼻腔原発の悪性リンパ腫

・診断までの経過

X 年　　　　　：鼻閉感・鼻出血・鼻汁症状あり、耳鼻咽喉科受診。副鼻腔炎指摘

X＋2年1月～：鼻根部の痛みや腫脹、頭痛を伴う発熱を認め、抗生剤治療実施、
　　　　　　　　症状軽快と悪化を繰り返す

X＋2年4月　：精査施行、鼻腔内の生検により悪性リンパ腫と診断

・治療の経過

Day 1：化学療法（DeVIC、3コース予定）1コース目開始。（DeVIC は p.65 下部を参照）

Day 13：放射線照射（50Gy）を開始。

Day 22：化学療法2コース目を開始。

Day 25：口腔粘膜炎の悪化を認める。（16Gy）

Day 27：口腔内の疼痛に対してオピオイドを導入。（20Gy）

Day 36：化学療法3コース目を開始。

Day 47：放射線治療を完遂。

Day 56：オピオイドを中止。

表7　事例における治療と介入の推移

治療前	Week		1 週目							2 週目						
	Day		1	2	3	4	5	6	7	8	9	10	11	12	13	14
〈口腔粘膜炎に対するアセスメント〉口腔粘膜炎出現のリスク因子 口腔粘膜炎を起こしやすい抗がん薬の使用 →エトポシド ・リンパ腫に対する化学療法 DeVIC3 コース →好中球減少の遷延で二次的な日和見感染が出現する可能性 ・粘膜を変性させる薬剤や治療 →ステロイド薬の使用、鼻腔への放射線治療 ・飲酒（ビール 1 本／日）や喫煙歴（20 本／日）あり →粘膜に炎症性刺激を与える ・栄養不良あり（ALB2.9 TP5.9） →粘膜の治癒が遅れる ・口腔清掃手技の知識不足 〈口腔粘膜炎に対する看護介入・多職種介入〉 ・歯科受診し、口腔内機能を評価 ・起こりうる副作用に口腔粘膜炎があることを説明 ・オーラルケアが重要であることを資料（Ⓒ化学療法・放射線治療中のお口の健康管理）を用いて説明 ・医師・看護師・薬剤師など多職種でこの患者が口腔粘膜炎のリスクが高い状況であることの共通認識をもつ	化学療法		○	○	○											
	放射線療法		1週目												●	●
	WBC		6,200	7,800						5,300			3,000			2,000
	口腔粘膜炎															
	オピオイド															
	看護介入		・口腔内の異常の有無を観察 ・患者自らでオーラルケアを施行できるように、また継続して行えるように支援する														

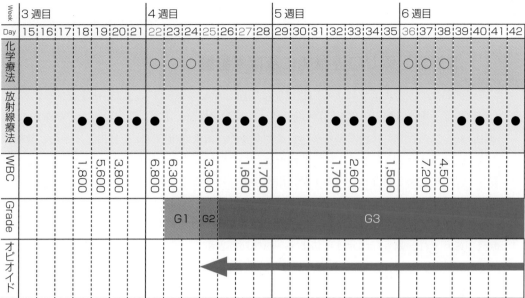

Week	3 週目							4 週目							5 週目							6 週目						
Day	15	16	17	18	19	20	21	22	23	24	25	26	27	28	29	30	31	32	33	34	35	36	37	38	39	40	41	42
化学療法								○	○	○												○	○	○				
放射線療法	●			●	●	●	●	●			●	●	●	●	●			●	●	●	●	●			●	●	●	●
WBC				1,800		5,600	3,800	6,800	6,300		3,300		1,600	1,700				1,700	2,600		1,500		7,200	4,500				
Grade								G1			G2	G3	G3	G3	G3	G3	G3	G3	G3	G3	G3	G3	G3	G3	G3	G3	G3	G3
オピオイド								←───────────────────────────────────────																				

看護介入

- 口内炎が出現したら口腔粘膜炎の状況、疼痛の程度を医師に報告し、鎮痛薬の使用について相談。オピオイドの導入・投与管理実施。鎮痛薬開始後は、どの程度鎮痛薬が得られているのかを評価
- 含漱薬について乾燥予防、疼痛緩和などの目的に合わせて薬剤師と協同して検討。患者へ含漱方法について指導、継続できるよう支援。食前にキシロカイン含漱水を実施
- 患者が使用しやすい歯磨きグッズについて歯科衛生士と検討。軟らかく、ヘッドの小さい歯ブラシを患者に提案、口腔清潔を保てるよう支援
- 食事形態および内容を患者と管理栄養士と相談し、口腔内の状況に合わせて変更。味覚障害の出現もあり、味の濃いものや食べられるものを検討。選択食より患者の希望したお好み焼きや麺類を提供。また食事に付くゼリーの味も好みの味を提供
- 食事摂取量を確認し、必要な栄養が摂取できているか評価。医師と相談し、経口での栄養・水分摂取が不十分であると判断した時は補液など点滴投与を実施（数日間はソルデム３A®輸液を投与）
- 口腔内の痛みにより、治療経過が長いことや今後の経過に不安を感じて精神的に動揺している患者を支える。病棟看護師と放射線治療部門の看護師で情報共有

Week	7 週目							8 週目							9 週目						
Day	43	44	45	46	47	48	49	50	51	52	53	54	55	56	57	58	59	60	61	62	63
化学療法																					
放射線療法	●			●	●																
WBC		5,100		4,200		2,200		1,800					6,900								
Grade	G3	G3	G3	G3	G3	G3	G3	G3	G3	G2	G2	G1	G1	G1							
オピオイド	────────────────────────────→																				

看護介入

- つらい症状の中で患者が化学療法、放射線療法が完遂できたことを患者と共に喜ぶ
- 治療が終了したことで、これから口腔粘膜炎も改善していく可能性が高いことを伝える

化学療法：DeVIC（イホスファミド、エトポシド、カルボプラチン、デキサメタゾン）
放射線療法：2Gy × 25 日間 ＝ 50Gy
口腔粘膜炎：p.55 表1の口腔粘膜炎のグレード分類（CTCAE ver5.0、CTCAE ver3.0）を参照

第2章

各治療期における口腔機能管理

放射線治療における口腔機能管理

1）放射線治療が口腔機能に及ぼす影響

　頭頸部領域の放射線治療による口腔機能に関連した有害事象には、口腔粘膜炎、味覚異常、口腔乾燥症（唾液腺機能障害）、放射線性う蝕、放射線性顎骨壊死、開口障害などがあります。頭頸部がんは進行した状態で発見されることが多く、治療成績の向上を目指して手術、放射線治療、化学療法を組み合わせた集学的治療が行われています。化学療法と放射線治療を併用することで増感効果を期待していますが、治療効果だけでなく有害事象も強く出やすいことを忘れてはいけません。

　有害事象は、発生時期により、①急性期（治療開始〜治療終了後3カ月以内）、②晩期（治療終了後6カ月〜数年）に分けられます。急性期有害事象への対応が不十分な場合、治療の中断・総治療期間の延長につながる場合があり、これは治療成績を低下させる可能性もあるため、注意が必要です。

　頭頸部がんの放射線治療による口腔機能の変化は、完全に予防することはできませんが、必要なセルフケアを行うことで症状を軽減したり、重症化の予防・早期改善に導いたりすることが可能です。つまり、放射線治療開始前から口腔内の状態を評価し、患者のセルフケア能力を高めるようなかかわりが必要だと言えるでしょう。

2）放射線治療前

　患者が放射線治療単独または化学放射線療法を受ける場合、さまざまな職種がかかわることになります。医師（頭頸部外科医・放射線治療医・腫瘍内科医・口腔外科医・歯科医）、看護師、薬剤師、歯科衛生士など多職種のスタッフが、それぞれの専門性を活かし互いに連携することで有害事象を最小限に抑え、治療を完遂することができるのです。

　頭頸部がん患者の放射線治療では、2008年4月より国内において強度変調放射線治療（IMRT）が保険適応となり、腫瘍に高線量を照射しつつ、危険臓器の線量を低くできる治療が可能になりました。これにより、原発巣とリンパ節領域には十分な線量を担保し高い制御率を保ったまま、周辺の耳下腺、口腔、脊髄、顎骨への線量を低減することができ、照射に伴う合併症の低減や患者のQOLを改善することが期待されています。

　このような高精度治療技術の進歩により、患者の腫瘍局在に応じた自由度の高い線量処方が実現した一方で、照射プランは複雑になっているため、どのような箇所の粘膜炎に注意すべきかを治療計画画像から個別にフィードバックし読み取ることが必要です。さらに、頭頸部扁平上皮がんの場合、化学療法の併用では基本的にシスプラチンの同時併用療法が推奨されていますが、粘膜障害性の強いフルオロウラシルやドセタキセル、セツキシマブを組み合わせることもあります。これらは有害事象が強く出現しやすいことから、治療を中断しなければならないこともあるため、注意が必要です。

たとえば、**図1**は左扁桃がんの患者で、中咽頭側壁を中心に左軟口蓋から舌根にかけて70Gyの高線量が処方されています（**図1右**）。照射終了時の口腔内写真（**図1左**）では、高線量域に一致して白苔を有する融合偽膜を形成していますが、口腔内舌体〜尖部は線量が低減されているため、粘膜炎は軽度です。

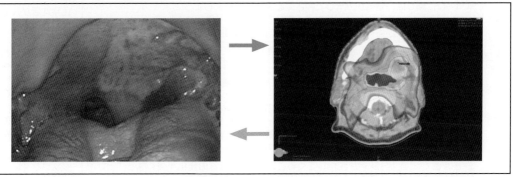

図1　左扁桃がん患者の口腔内と放射線治療線量分布図

　このように、患者がどのような目的・方法で治療を受けるのかを理解し、放射線治療開始前から患者教育を行い、継続的にかかわっていくことが必要となります。

　頭頸部がん患者が放射線治療を受ける場合には、治療開始前に歯科・口腔外科の受診が推奨されます。放射線治療が開始される前に歯科を受診する目的としては、う蝕・歯周病の治療、抜歯、義歯の調整などの治療やオーラルケア（器質的オーラルケア＋機能的オーラルケア）が挙げられます。また、金属製補綴修復物（金属で作られた歯の被せも

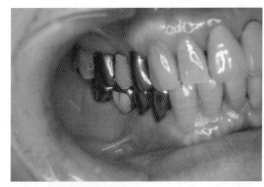

図2　金属製補綴修復物

のや詰めもの、**図2**）周囲では放射線による散乱線が発生し、近くの頬粘膜や舌に粘膜炎が強く出現しやすくなるため、スペーサー作製や金属製補綴修復物除去などの処置を事前に要する場合もあります。さらに、生活習慣や歯磨きの習慣など、口腔内への関心について情報収集を行い、患者が主体的に治療中・治療後のケアに取り組めるかかわりが治療開始前から必要です。

　こうした歯科受診についての説明は主治医から患者に行われますが、がんの告知や治療のインフォームド・コンセントを受け、さまざまな不安や疑問を抱えるなかで聞いた説明は、患者の記憶にほとんど残っていないことが多いです。そのため、看護師は患者の理解を確認し、必要に応じて医師からの説明内容を補足する役割があります。

　また、栄養管理の面から治療開始前に胃瘻の造設を勧める場合もあります。事前に胃瘻を造設しておくことで、治療開始後の経口摂取状況に合わせて、水分や栄養剤などを注入することが可能になります。当院では、放射線治療が始まる前にクリニカルパス（**図3**）を用い、治療中に起こりうる有害事象の説明を行っています。さらに、必要に応じて資料（資料編C）を用いた説明を行い、治療中・治療後のケア方法について具体的でわかりやすい説明を心がけています。

	1〜 回 (〜10Gy)	〜 回 (〜20Gy)	〜 回 (〜30Gy)	〜 回 (〜40Gy)	〜 回 (〜 Gy)	終了後〜
皮膚	ほとんど症状はありません	発赤やかゆみ、乾燥が出現し、徐々に強くなることがあります				・治療後1〜2週間をピークに落ち着いてきます ・色素沈着が残る場合があります
ポイント	・照射部はこすったり、掻いたりしないようにしましょう ・ひげ剃りは、電気かみそりで押さえるように剃りましょう ・照射部は刺激の少ない石鹸をよく泡立て、やさしく洗いましょう ・皮膚の症状が強くなったときには、主治医や看護師に相談してください					
★口腔内	ほとんど症状はありません	口の渇き、口内炎、口唇や口角の痛みが出てきます		口の渇き、口内炎、口唇や口角の痛みが強くなってきます		・治療後1〜2週間程度をピークに1〜2カ月かけて落ち着いてきます ・乾燥感は晩期症状として続く場合があります
ポイント	・毎食後、軟らかい歯ブラシで歯磨きを行い、義歯がある場合はきちんと手入れを行いましょう ・水分摂取やうがいをこまめに行い、口の中を乾燥させないようにしましょう ・口の中の異常を感じた場合は、主治医・看護師に知らせてください ・抜歯が必要になった場合は、必ず主治医に相談しましょう ・必要に応じて、鎮痛剤やうがい薬を使用する場合があります					
★味覚	ほとんど症状はありません	味覚が変化してくることがあります		味覚の変化が強くなることがあります		・症状は徐々に改善しますが、完全には戻らないこともあります
ポイント	・刺激物を避けて、食べやすいものを摂取するようにしましょう					
☆咽頭	ほとんど症状はありません	喉の違和感が出てきます	飲み込みにくさや痛みが出てきます	飲み込みにくさや痛みが強くなり、食事が摂れなくなる場合があります		・治療後1〜2週間程度をピークに1〜2カ月かけて落ち着いてきます ・禁煙、禁酒を続けましょう
ポイント	・食事は、軟らかいもの、刺激の少ないものなどを食べると良いでしょう ・食事が食べにくくなった場合には、栄養補助食品などの紹介、必要に応じて点滴を行うこともあります ・痛みが出てきた場合、鎮痛剤を使用して痛みを和らげることができます ・タバコやお酒は、症状が強くなるのでやめましょう					
☆鼻	ほとんど症状はありません	鼻の乾燥感や詰まった感じ、鼻出血、鼻閉感が出てくることがあります		乾燥感、詰まり感が強くなり、鼻出血しやすくなることがあります		・症状は少しずつ落ち着いてきます
ポイント	・鼻を強くかんだり、いじったりしないようにしましょう ・乾燥感が強いときは、マスクを着用するようにしましょう					
☆眼・耳	ほとんど症状はありません	眼の乾燥や異物感が出てくることがあります。聞こえにくさや耳閉感、耳だれが出てくることがあります				
ポイント	・眼や耳の中を触らないようにしましょう ・症状があれば、医師・看護師にご相談ください					
▲喉頭	ほとんど症状はありません		声がかすれてくることがあります	声のかすれが強くなることがあります		
ポイント	大きな声を出さないようにしましょう					

図3　頭頸部クリニカルパス
★＝口腔が照射野に含まれる場合、☆＝咽頭・上顎・副鼻腔が照射野に含まれる場合、▲＝喉頭が照射野に含まれる場合。

┌─ Point！ ─
・放射線治療開始前から歯科を受診する目的を患者に説明し、オーラルケアの必要性に対する理解を促す
・セルフケアを評価し、継続したケアが行えるように介入方法を検討する

3）放射線治療中〜治療後 ―放射線治療による口腔機能の変化と影響―

（1）口腔粘膜炎のアセスメントとケア[2]

a. 口腔粘膜炎の発生時期（メカニズム・グレード分類は化学療法の p.54、p.55 参照）

　口腔粘膜炎は放射線治療開始後２〜３週目に始まり、粘膜に発赤や潰瘍形成を認めることもあります。また、化学療法の場合と異なり、照射部位の角化粘膜（口蓋粘膜、歯肉粘膜）にも発生することがあります。そして、照射が進むにつれて徐々に増悪します。

　急性期の症状は、放射線治療終了後１〜２週間でピークとなり、その後改善していきますが、放射線治療が行われた部位の粘膜が菲薄化することもあり、数年経過しても外傷や感染をきっかけに粘膜炎や潰瘍が再燃することもあるので注意が必要です。

> **Point！**
>
> 口腔粘膜炎は、機能症状と診察所見から評価する。CTCAE ver5.0 では、この２つの指標が統合されているため、他覚的評価を行うには、CTCAE ver3.0 も併せて用いると有用である

b. 口腔粘膜炎のケア

①予防的ケア

　口腔領域が照射野に入る放射線治療の場合、口腔粘膜炎が高頻度で発生しますが、化学療法や放射線治療開始前から口腔内のケアを行うことで、症状の軽減を図ることができます。看護師は放射線治療や併用される抗がん薬の内容を把握し、口腔粘膜炎がどこに・どの程度・いつ頃・どのように現れるか、そしていつ頃まで続くのか、患者にわかりやすく説明することが必要です。また、治療開始前から患者とコミュニケーションをとり、関心事や普段の生活パターンを理解し、パートナーシップを形成することが大切です。長期間の治療や今後体験する有害事象に対する不安を抱えながら治療に向きあう患者の精神面に配慮し、継続的にサポートすることが求められています。

　また、化学療法を併用すると、白血球（好中球）の減少から易感染状態になりやすいため、感染を予防する観点からも口腔内の清潔保持・保湿を行うことが必要です。さらに、放射線治療開始前からうがいをする習慣をつけることで口腔内を清潔に保ち、口腔粘膜炎の予防につながることも患者に認識してもらう必要があります。

②日々のケア

・観察

　放射線治療開始後は、口腔内の観察を毎日行うことが必要です。しかし、患者の多くは口腔内を観察するという習慣がありません。また、もともと口腔衛生に関心の低い患者の場合、治療開始と同時に口腔内の観察を習慣化させることは容易ではありません。基本的に口腔内のケアを行うのは患者自身であるため、日々の予防的ケアや観察を患者が主体的に行うことができるように指導することが必要となります。そのため、まずは看護師が患者と一緒に口腔内を観察し、症状の確認を毎日続けることが大切です。

　口腔内観察は、毎日歯磨き後などの観察しやすい時間に、照明などを用いて明るい場所で行

いましょう。看護師は患者の生活習慣を把握し、症状を悪化または軽減させる要因を理解したうえで個別的な説明を行うようにします。そして、患者の訴え、観察所見から総合的に評価を行うことが必要です。

・清潔保持

　口腔粘膜炎があるときでも、基本的には患者自身のケアが主体となります。歯磨きを丁寧に行い、口腔内をきれいにしておく必要がありますが、口腔粘膜炎がある時期には歯ブラシが粘膜に当たって痛みを感じたり、口腔粘膜炎が悪化すると出血する可能性もあるため、状況に応じて口腔清掃の方法を変更することが求められます。

　患者自身が主体となって口腔清掃を行い、また、定期的に歯科での評価を受けることで、症状に応じたケアを行うことが重要です。

・保湿

　化学療法や放射線治療を行うと、唾液腺の働きが弱まり、口腔内が乾燥しやすくなります。唾液には、口腔粘膜を保護する、口腔内を滑らかにする働きがあります。口腔内が乾燥すると、粘膜が傷つきやすくなるため、しっかり保湿を行い、潤いを保つ必要があります。

　口腔乾燥の予防において、含嗽を頻回に行い、必要に応じて保湿剤を使用することは唾液機能を補う効果的な方法です（p.29 参照）。また、放射線治療による口腔乾燥に対しては、唾液分泌薬により残存する正常唾液腺組織を刺激し分泌させる方法として、塩酸ピロカルピン（サラジェン®）[1]や人工唾液（サリベート®）を用いることがあります。ただし、放射線治療により正常な唾液腺組織がなくなってしまった場合、塩酸ピロカルピンの効果は期待できません。

・疼痛管理（p.60 参照）[3]

　口腔粘膜炎において、患者が最も苦痛に感じるのは痛みです。食事や会話、睡眠を妨げるといったQOLの低下に影響するだけでなく、放射線治療完遂への意欲も低下させてしまいます。患者の中には「がんを治すためには痛みは我慢しないといけない、仕方ない」と考え、辛い状況を我慢している場合があります。この治療による疼痛に対しては、種々の軟膏や含嗽水・ネブライザーの使用以外に、クリニカルパスを用いたオピオイド支持療法による疼痛管理法の報告[4]があります。

・栄養管理

　治療が進むにつれて、大半の患者が食思低下、味覚異常、口腔粘膜炎や咽頭痛などの有害反応により、経口からの必要量摂取が困難となります。日々の口腔清掃は口腔粘膜炎の軽減に有効であり、症状を認めた場合は早期から適切に介入しなければなりません。また看護師は、日々の摂取状況の確認、患者との相談により、食事形態の変更を検討することが必要となります。たとえば、口腔粘膜炎を認める場合には、刺激を避けるために「酸刺激物禁止」といった形態、味覚異常の場合は味付けの濃い化学療法食（p.63 図9）などを選択することもあります。

　食事の種類や形態、量については、患者、看護師、医師の間だけで相談するのではなく、管

理栄養士などの専門職の介入も重要です。なかには、苦痛を感じながらも経口摂取を試みようとする患者もいるため、状況によっては経管栄養や末梢静脈栄養などを用いた栄養管理を一時的に行うことも可能であることを説明する必要があるでしょう。退院後の食事については、栄養指導を受けることで、家族とともに食事内容を検討することができます。

Point!

・水分を多めに、口当たりがよく、刺激の少ない食べ物を！

　刺激の少ない食べ物：お粥、豆腐、バナナ、牛乳など

　刺激の強い食べ物：カレーライス、キムチ、酢の物、酸味の強い果物など

（2）唾液分泌障害・味覚異常のアセスメントとケア[5,6]

a. 唾液分泌障害・味覚異常の発生時期

　唾液分泌障害、味覚異常は、放射線治療開始後2〜3週間で始まります。

　唾液分泌障害は照射終了後も数年間継続することが多々あります。口腔内の乾燥症状は少しずつ改善を示す場合も多いのですが、長期的に経過を観察する必要があります。

　味覚異常は照射範囲が狭ければ、通常半年から1年間かけて回復することが多いですが、照射範囲が広い場合には長年にわたり異常が持続する場合もあります。

b. 唾液分泌障害・味覚異常発生のメカニズム

　頭頸部がんでは、照射野に唾液腺が含まれる場合が多くあります。唾液腺には粘液腺と漿液腺がありますが、漿液腺は特に放射線に感受性が高く、さらさらした唾液の分泌が減少するために唾液が粘稠となり、乾燥を感じるようになります。また、耳下腺などの大唾液腺へ高線量が照射されると、唾液腺の機能回復が困難となります。しかし、強度変調放射線治療を用い、耳下腺への線量を低減させることで、唾液分泌障害を軽減できます。

　舌が照射野に含まれる場合、味覚異常が生じます。放射線治療の粘膜炎発症とともに、味を感じる組織（味蕾）が障害され、特定の味がわからない、まずく感じるなど、さまざまな味覚の異常が発現します。臨床的には塩味がわかりづらくなり、濃い味を好むようになりやすいと言われています。唾液量減少による口腔内乾燥も、二次的な味蕾異常の原因と考えられています。

c. 唾液分泌障害・味覚障害のケア

　長期間にわたり唾液の分泌が低下している状態が続くと、口腔・咽頭の持続的な乾燥が起こり、う蝕（放射線性う蝕）の原因になります。これは唾液による自浄作用が働かなくなり、口腔内のpHが酸性へと傾くことが原因とされており、う蝕予防のためには口腔清掃の継続、さらに唾液腺マッサージ（p.92 参照）などの機能的オーラルケアを行うことが有効であると言われています。

　また、食事の飲み込みが困難になったり、おいしく感じなくなったりすることは、食思低下

につながりやすい症状の一つです。経口摂取、水分摂取の低下を認める可能性もあるため、高齢者の場合は特に脱水に注意し、こまめな水分補給を促す必要があります。唾液分泌障害、味覚異常に関しては予防的なケア方法がないため、日々のケアを継続して行うことが重要です（p.62 参照）。

（3）その他の有害事象（表1、図4〜7）

表1　放射線治療により引き起こされる有害事象[3]

疾患・症状	メカニズム	治療
口腔カンジダ症	放射線治療中、栄養状態の低下や倦怠感、口腔粘膜炎による口腔清掃不良、唾液量の減少などが要因となった易感染状態が原因で、感染のリスクが高まる。カンジダは口腔に常在する真菌であり、日和見感染を起こす。	診断がつけば、すみやかに抗真菌薬を投与する。照射中の口腔カンジダ症は、肥厚性で完治しにくい。
開口障害	照射を受けた筋・結合組織は、徐々に線維化（瘢痕化）をきたす。咀嚼筋や顎関節周囲の瘢痕化が起こると、開口困難となる。摂食に支障をきたすだけでなく、口腔内のセルフケアも困難にするため、ほかのトラブルを引き起こす可能性がある。	組織の炎症など急性期の反応が落ち着けば、なるべく早い段階で日常的なストレッチ・マッサージ・開口訓練を開始する必要がある。
口腔軟組織壊死	照射野内の血管・組織などの障害による局所の循環障害、組織の瘢痕化により軟組織壊死を生じることがある。総線量が耐容線量（頭頸部がんでは70Gy）を超えると、線量依存性により急激にリスクが高まる。また、不適合義歯による創部から軟組織壊死を生じることもある。	放射線治療終了後も、オーラルケアを継続する。発症した場合、歯科口腔外科を受診する。
放射線性顎骨壊死[7]	顎骨壊死は、放射線照射された部位の組織虚血、および線維芽細胞の活性と調節不全による組織萎縮に対して、何らかの外的刺激が加わった場合が発症のトリガーと言われている。臨床的には顎骨に高線量（50〜70Gy以上）が照射され、そこに細菌感染が起こると骨髄炎になるケースが多い。歯周病やう蝕による根尖性歯周炎からの続発性のものや抜歯後の感染が外的誘因となる。	放射線治療開始前の歯科受診において、適切な歯科治療を受けておく。照射後の抜歯は骨髄炎のリスクが高いため、放射線治療医の許可なく抜歯を行わないように指導する。最も必要なことは口腔清掃を継続し、口腔内を清潔に保つことである。

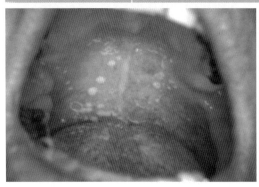

図4　口腔カンジダ症　　　　　図5　開口障害

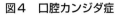

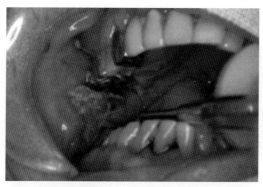

図6　口腔粘膜壊死

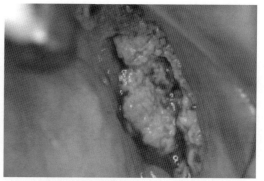

図7　放射線性顎骨壊死

Point!

・有害事象出現の時期・メカニズムを理解し、患者に説明することができる
・実践で活かせるケア方法を理解することができる

【事例】

　A氏　70歳代、男性

・診断までの経過

　X年　　　　　　：食道がんに対して食道亜全摘＋胸骨後胃管挙上術施行。
　　　　　　　　　　その後は年に1〜2回の定期診察を受けていた。

　X年＋13年5月：自覚症状はなかったが、定期診察で中咽頭がんが疑われた。
　　　　　　　　　　精査の結果、内視鏡的な切除は困難と判断され、放射線治療単独での治
　　　　　　　　　　療方針となった。

　X年＋13年6月：IMRT66Gy/33fr/ 2 Gy、外来通院での治療開始。

・治療の経過

　放射線開始前に、放射線治療医から歯科受診の必要性、放射線治療による有害事象に関する説明が行われた。看護師からは、治療の流れ、医師からの説明内容の理解を確認し、日常生活に関する内容も含めて補足説明を行った。A氏は連携歯科診療所からの情報提供書を持参し、当院歯科口腔外科を受診。歯科医による診察と歯科衛生士によるスクリーニング、患者指導が実施された。治療開始前の口腔内の状態は良好であった。

　A氏は外来通院で治療を受けていたため、毎日問診票で看護師が体調確認を行っていた。

①24Gy くらいから、食思低下・味覚低下・嚥下時痛・倦怠感を自覚

＜医師・看護師のかかわり＞

　1. 嚥下時痛に対して、鎮痛剤の内服・含嗽を開始する。
　　　アルギン酸ナトリウム（アルロイドG®）食前内服。
　　　頓用としてアセトアミノフェン（カロナール®）内服薬を使用する。
　　　ジクロフェナクナトリウム（ボルタレン錠®）＋トラネキサム酸（トランサミンカプセル®）＋炭酸水素ナトリウム＋精製水の含嗽を開始する。

2. 食事指導を実施する。

3. 治療経過に合わせて、症状に沿ったケアを説明する。

資料（図10、11、12）を用い、有害事象や日常生活について説明。また、一般的な説明に加え、栄養補助食品やゼリーなど、口当たりのよい食べやすいものを具体的に紹介する。

＜A氏の反応＞

説明された方法をすぐに実施。効果や変化について医療者に伝えることができる。

② 50Gy くらいから粘膜炎が増強し、ファイバー・自覚症状から粘膜炎 Grade 2

・口内乾燥感が強くなる。

・口腔カンジダ症出現（図8）。

＜医師・看護師のかかわり＞

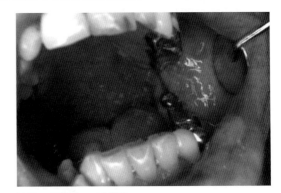

図8　口腔カンジダ症

1. 含嗽・内服・食事摂取状況を確認する。

含嗽による鎮痛効果は実感。

内服薬の効果が不十分であったため、モルヒネ塩酸塩水和物（オプソ®）の使用を開始。

経腸栄養剤（エンシュアリキッド H®）、栄養補助食品（カロリーメイトゼリー®など）、食べやすいもの（プリンやヨーグルト、フレンチトーストなど）を自分で選択し、少量ずつ摂取。水分は 1.5L/ 日程度摂取可能。

2. 口腔清掃の必要性を再度説明する。

3. アムホテリシン B（シロップ剤：ファンギゾンシロップ®）の内服を開始する。

4. 口内乾燥に対して、濡れマスクを適宜使用する方法を説明する。

＜A氏の反応＞

6 ～ 8回 / 日程度の含嗽と指示通りの内服を実施。

夜間は濡れマスクを使用し、口内乾燥感軽減を実感できた。

③ 放射線治療終了時 66Gy、味覚なし・咽頭粘膜炎 Grade 2・皮膚炎 Grade 1

・口腔カンジダ症改善傾向。

＜医師・看護師のかかわり＞

1. 治療後のケア継続・定期フォローの必要性について説明する。

2. 放射線治療中に連携歯科診療所でのフォロー、当院での定期スクリーニングを調整・実施する。

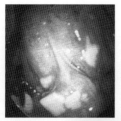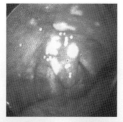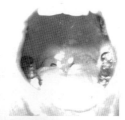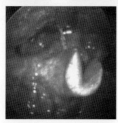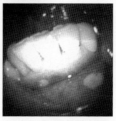

図9　放射線治療後 13 日目の状態
舌背側・口蓋垂・軟口蓋・口唇に斑状の白斑および周囲発赤を多発して
認める。

④放射線治療終了後 13 日目
・口腔粘膜炎による疼痛のため、経口摂取が不可能になる。
・37.8 度の発熱、誤嚥性肺炎疑いのため、緊急入院。
・舌背側、口蓋垂、軟口蓋、口唇に斑状の白斑および周囲発赤を多発して認める（図9）。
＜医師・看護師のかかわり＞
　1. 絶食、補液管理・抗菌薬投与、内服と少量の飲水は可能。
　2. 口腔粘膜状態の観察、疼痛管理を行う。
　3. 歯科での保清時、疼痛に対してリドカイン塩酸塩・アドレナリン配合（ビスカス剤；キ
　　シロカインビスカス®）＋アズレンスルホン酸ナトリウム水和物（アズノール®）含嗽
　　水を使用する。
　4. 嚥下造影予定（頭頸部外科との連携）。

・治療を通しての患者とのかかわり
　看護師は、患者が治療開始前に受けた説明をどの程度理解し実施できているかを確認し、セ
ルフケア能力を評価する。そしてケア方法を患者と相談しながら、個別的な介入方法を検討する。
　A氏は 70 歳代と高齢であったが、医療者に対して症状を的確に伝え、説明を受けたケア方
法を取り入れることが可能であった。このようにセルフケア能力が高い場合、看護師は適宜実
施状況を確認、再評価しながら患者をサポートする。
　A氏は治療中頃から、有害事象（嚥下時痛や口腔粘膜炎、味覚異常など）による苦痛につい
て、ほぼ毎日問診票に変化を記載するようになり、看護師と症状の話をするようになった。こ
まめに対処方法を確認できることもセルフケア能力のひとつである。
　口腔咽頭粘膜炎は、治療開始後 2 週間程度で出現しやすくなり、さらに味覚異常やそれに伴
う食思低下、体重減少のリスクも高まる。A氏の症状出現も同時期であり、治療後半には疼痛、

味覚異常による経口摂取不良と低栄養状態、さらに口腔清掃が不十分になった結果、口腔カンジダ症が出現したと考えられる。A氏は外来通院で治療を完遂できたが、症状悪化の程度が強ければ入院への移行も検討されていた。

　A氏は治療終了後13日目に発熱を認め、経口摂取不可能、誤嚥性肺炎疑いで入院となった。A氏は食道亜全摘＋胃管拳上術後の嚥下機能障害、高齢、口腔粘膜炎や咽頭粘膜炎による疼痛、唾液分泌低下による口内環境・清掃状態の悪化などの要因が重なり、誤嚥性肺炎になったと考えられる。抗菌薬・補液、疼痛管理を行うと同時に、口腔内の清潔を保つ日々のケアを継続し、改善傾向となった。

　頭頸部領域の放射線治療では、治療後半に有害事象による苦痛が大きくなる。そのため、治療開始時はセルフケア能力が高くても、後半には部分的な介助が必要となる場合もあり、治療後の機能予後についても十分な観察が必要となる。タイムリーな状況把握と治療完遂に向けた身体的・精神的なサポートが必要である。

（4）マッサージや訓練による機能回復（詳細は p.89 ～ 94 を参照）

・唾液腺マッサージ（照射後、炎症が治まってから行う）

・間接訓練
　口や飲み込む筋肉の動きをよくしたり、過敏であったり、鈍くなった感覚を正常に戻すことを目的に行う。

・直接訓練
　誤嚥しにくい食べ物を用いて口からの摂食訓練を行い、飲み込みの上達を図ることを目的に行う。

Point!

近年、化学放射線療法後の長期生存者において、誤嚥性肺炎による死亡が問題となっている。そのため放射線治療の影響に加えて、加齢による嚥下機能の低下にも配慮することが必要である[10]

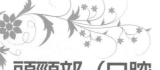

頭頸部（口腔、咽頭、喉頭など）の治療を受けられる方へ

＜治療中にどのようなことがあるでしょう？＞

口の中の痛み	治療が始まって2～3週間たつと、口の中が痛んだり、ひりひりしてくることがあります。食べ物を飲み込みにくくなることもあります。治療が終了すれば、徐々に症状はおさまってきます。
味覚障害	食べ物の味がわかりにくくなり、食欲が落ちることがあります。味覚障害は治療後も長期間続く場合があります。
口の乾燥	唾液の分泌が悪くなり、口の中が乾燥しやすくなります。長期間にわたって続くこともあります。
声のかすれ	喉の治療をされる場合、声帯にむくみが起こり、このような症状が出ることがあります。治療が終われば徐々に改善します。

これらの症状に対して、うがいや痛み止めの薬を使用する場合もあります。治療が始まり、そのような気になる症状が出てきた場合は我慢せず、ご相談ください。

＜日常生活で守っていただきたいこと＞

☆毎食後、歯を磨きましょう。
　そのときは軟らかい歯ブラシを使って、ていねいに磨きましょう。

☆口の中の清潔を保つために、うがいを励行しましょう。特に食前のうがいは食欲の増進にもつながります。うがい薬については担当医に相談してください。

☆口の粘膜を傷つけるおそれがありますので、治療中は以下のものは控えましょう。
　酒、たばこ・香辛料・酸味の強いもの・固いもの・熱すぎたり、冷たすぎるもの

☆食事は水分の多い以下の食物が食べやすいかもしれません。
　お粥・牛乳やヨーグルト・バナナ・とろろ汁やスープ・蜂蜜、豆腐・麺類（うどん、そばなど）

☆水分補給にはストローのほうが飲みやすいかもしれません。

☆カプセルや錠剤が飲みにくくなってきたら、担当医にご相談ください。

☆化粧品を使用されるときは、担当医か看護師にご相談ください。

＊入院中の患者様の食事については、病棟の医師、看護師と相談し食べやすいものに変更していただけます。外来通院中の患者様に対しては、ご相談にのりますので、おっしゃってください。

＜いつでもご相談ください＞

・治療の必要性を十分理解され、納得して受けていただけるように、また治療による副作用にすみやかに対処できるように、私達看護師も援助いたします。気になることがありましたら、いつでも声をかけてください。

・決められた回数の治療を最後までお受けになり、治療の効果が得られるように、一緒にがんばりましょう！

図10　治療開始前オリエンテーションで使用している資料（資料提供：京都大学医学部附属病院放射線治療科）

放射線治療による口腔トラブルのケア

＜基本的なケア方法＞
・口腔乾燥症のケアは、うがい薬や市販の保湿剤による対処方法が
主体となります。
・放射線性う蝕（むし歯）への対処も、重要なケアのひとつです。
　①頻回のうがい　②保湿剤の使用　③歯のメンテナンス

＜ケアのポイント＞
①頻回のうがい
・うがいは最低でも１日３回、できれば起床時・毎食前・毎食後・寝る
前の８回程度行いましょう。
・口腔内にうがい薬や水を含み、ブクブクうがいを基本とします。
　（うがい薬はアズノール含嗽液が使用しやすいでしょう）

②保湿剤の使用
・市販の保湿剤はいくつかあります。
・アルコールが含まれていない低刺激のものを選びましょう。
・スプレー型・ジェル型・洗口型などがあり、使いやすいものを
使用してみましょう。

③歯のメンテナンス
・定期的に歯科口腔外科の受診を行いましょう。
・口腔内を自分でも１日１回観察しましょう。口腔粘膜の異常や痛み、
出血を認めたら医師や看護師に報告しましょう。
・口腔内で放射線が当たっている部分の抜歯は、原則として禁忌です。
そのため、むし歯（う蝕）、歯槽膿漏（歯周病）にならないように
ケア・観察が重要になります。

＊ペットボトルを近くに置いておき、水分をこまめに摂ることも１つの方法です。
　ただし緑茶は爽快感がありますが、乾燥を強く感じる場合もあります。

★化学療法・放射線療法を行っていると、ほぼ口内炎が起こります。

その場合も口の中を清潔に保ち、保湿を心がけましょう。

痛みがある場合は、我慢せずに医師・看護師に伝えてください。

図 11　患者説明用資料

頭頸部：放射線治療中のエクササイズ

☆痛みなどの苦痛を伴う場合は、エクササイズを中止してください。
☆エクササイズの方法がわかりにくければ、遠慮なく質問してください。

①口の周りの機能に効果があるエクササイズ
1. 口角を上げて、5秒キープしてください。
　　1日3回、1回5セット行います。
2. 頬を吸う感じで、唇を前に押し出すようにしてください。5秒キープします。
　　同じように1日3回、1回5セット行います。

②開口障害の予防のエクササイズ
1. 口を開けて、下唇を指で優しく下に伸ばします。5秒キープします。
　　1日3回、1回5セット行います。
2. 下顎を前に出すようにして5秒キープします。
3. 下顎を左右に動かします、それぞれの方向で5秒キープします。
　　1日3回、1回5セット行います。

③首の柔軟性と良い姿勢のエクササイズ
1. 良い姿勢で座ります。
2. 顎を胸に付けるように前に首を曲げます。
3. 5秒キープします。
　　1日3回、1回5セット行います。

1. 良い姿勢で座ります。
2. 顎先を前に出す・引く動作をします。それぞれ5秒キープします。
　　1日3回、1回5セット行います。

1. 良い姿勢で座ります。
2. 顔を前に向け、耳が左右の肩に付くようにそれぞれ5秒ずつ傾けます。
　　1日3回、1回5セット行います。

1. 良い姿勢で座ります。
2. 身体は動かさず、肩を見るように頭を回します。
　　それぞれ5秒キープし、左右行います。
　　1日3回、1回5セット行います。

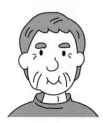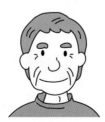

図12　放射線治療中・後の運動をまとめた患者説明用資料

終末期医療における口腔機能管理

1）がん患者にとって食べることの意味

　　口から食べることは、単に栄養素を摂取するだけでなく、食べる人と「食べ物」「食べさせる人」「食事の場」とが触れあうことにより、五感を通して脳に刺激を与え、人間らしく生きる原点として、人に生きる喜びと楽しみを与えるという重要な意義をもっています（図1）。

　　がん患者は、痛みや倦怠感、呼吸苦など病気の進行に伴い、さまざまなことができなくなっていきます。食事に関しては、症状に起因するものや治療に関すること、精神的なことから食べられなくなっていくことが多くあります。そのようななか、がん患者が少量でも自分で選んだ食物を食べるということは、最も身近な自己決定、自己実現の一つであると言えるでしょう。

　　進行期がん患者が本当に食べたいものを選び、味わうことができれば、自分の思いを実現し満たされた心地よい時間を過ごすことができ、特に終末期の患者にとって死を待つだけの時間という観点から一転して、重要な意味をもつと考えます。

2）終末期医療におけるオーラルケアの目的

（1）経口摂取の維持

・低栄養を予防し、体力の低下を防ぐ

・残された時間の中で、「食べること」による喜びを大切にしてもらう

・食べることの楽しみを向上し、体力や意欲、行動力のほか、生きる楽しみ、QOL の向上を目指す

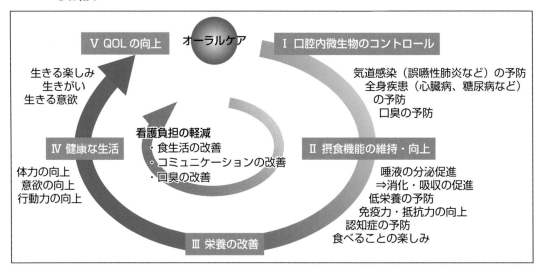

図1　終末期医療におけるオーラルケアの目的

（2）口腔内観察の留意点

・口腔は静的観察と動的観察が必要

- ・口腔は個人差が大きい
- ・口腔は消化管の一部であり、一つの臓器である
- ・口腔は多機能である
- ・精神的ストレスの影響がストレートに現れる
- ・他者に見られることに抵抗の大きい部分である
- ・口腔は歯や粘膜など、性質の違うもので構成されている
- ・口腔の観察は、歯や舌やそれぞれ単体で、かつ口腔全体として見る

（3）口腔清掃実施時の留意点

- ・安楽な体位をとる（頭部・背部・腰部・足底の支持面積と角度）
- ・疲れさせない（呼吸に合わせる）
- ・ミラー・ペンライトを使用し、視野を確保し、細部まで見る（舌の下、前歯と硬口蓋の際、口唇の粘膜面）
- ・嘔吐を誘発しないように注意する
- ・出血傾向がある場合は、軟毛ブラシを使用する
- ＊以下の場合には歯ブラシによる通常の口腔清掃を考慮しましょう
- ・激しい嘔気・嘔吐があるとき
- ・歯肉、頬粘膜、舌などに触れただけで痛みがあるとき
- ・多臓器より出血が認められるとき（血尿、皮下出血など）

3）終末期医療における口腔清掃の計画と評価

（1）優先順位

- ・生命に直接影響を及ぼすもの
- ・健康回復への影響が大きいもの
- ・患者本人が実施する意欲があるもの
- ・患者本人の主観的苦痛の度合いが強いもの

（2）計画立案時の注意点

- ・患者や家族を交えて立案する
- ・具体的で、目標が見えるものを提案する
- ・毎日、実践できる内容を盛り込む
- ・患者が実施する意欲を保てる
- ・患者にとって苦痛を伴わない
- ・患者の闘病意欲を損なわない
- ・画一的にならない
- ・患者や家族に説明し、同意を得る

（3）具体的な計画（図2参照）

- ・誰が実施するのか：患者本人、家族、看護師、歯科衛生士
- ・どこまで行うのか：保湿、含嗽、清拭、マッサージ、粘膜のブラッシング、歯磨き
- ・いつ行うのか　　：起床時、食前、食後、睡眠前、口腔乾燥時
- ・どこで行うのか　：洗面所、居室、ベッド上
- ・使う用具は何か　：歯ブラシ、粘膜ブラシ、舌ブラシ、スポンジ、シリンジ（吸い飲み）、吸引器、膿盆など

（4）評価　「患者の QOL の向上がみられたか」

- ・笑顔、表情が豊かになる
- ・家族との対話が多くなる
- ・食欲が出る、食事摂取量が増える
- ・人との交流を好む
- ・生活への意欲が出る

Point！

- ・患者の表情や体の緊張等をよく観察し、一度で完璧（外観が美しくなる）を目指さない（これは自己満足でしかない）
- ・終末期は、個々の患者、家族の QOL の向上が口腔清掃の目的となる
- ・基本的に一回にかける時間は短く、回数を多く行う
- ・あくまでも患者の状況、希望、同意に基づいて行う
- ・家族にもできるケアの情報提供を行う
- ・セルフケア能力を支援する

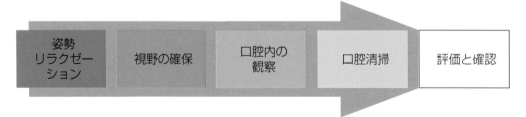

図2　終末期医療におけるオーラルケアの流れ

4）終末期医療のセルフケアの支援（器質的オーラルケアの実際）

器質的オーラルケアの詳細は「6）周術期等の器質的オーラルケア」（p.24）を参照。

5）終末期医療でよくみられる症状

（1）口渇

　進行期がん患者における口腔内は、経口摂取量や水分摂取量の減少により脱水気味になったり、精神安定剤や抗うつ剤の服用などにより、非常に乾燥した状態になります。特に終末期患者ではその約80％に口腔乾燥が認められ[1]、これにより唾液による自浄作用や抗菌作用がなくなるために、口腔内が著しく不衛生な状態になります。そして、口腔清掃を適切に行わなければ、強い口臭が部屋中に充満することとなります。

　脱水による循環血液量の低下と血中浸透圧の上昇は、口渇の重要な刺激要因と考えられます。しかし、進行期がん患者における脱水の主要な病態は、サードスペースへの体液貯留を伴う血管内脱水であり、細胞膜透過性の亢進や膠質浸透圧の低下が関与しているため、単に輸液量を増加させても、有効に脱水を改善できないと推測されます。逆に、輸液を増加させることにより、胸水や腹水の貯留のほか、気道分泌物の増加や浮腫の助長が起こりやすくなります。

　実際には、輸液により客観的な皮膚粘膜の乾燥をある程度和らげることは可能ですが、主観的な苦痛としての口渇は輸液を行わない看護ケアによって十分緩和することができます。

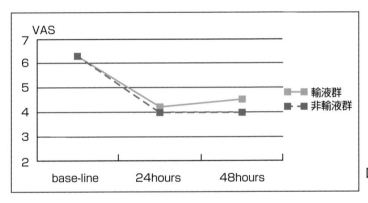

図3　輸液の有無による試験[2]

　図3はオーラルケアだけを行った患者と、オーラルケアに加えて1,000mLの輸液を行った患者での口渇の程度を無作為化比較試験したものですが、看護ケアに輸液を加えても症状緩和効果は上積みされないことが示唆されています。したがって、口渇の緩和のためにルーチンワークで輸液を行うことはお勧めできません。

a．口渇に対するケア：機能的オーラルケア
・唾液腺マッサージ（p.92 参照）

b．口渇に対するケア：補助的に行うもの

　生命予後が週単位、日単位になると、体力の低下により、患者自身で含嗽ができない状態になります。この時期は、小さな氷片またはレモン水で口唇のまわりや舌を湿らせるだけでも、乾燥症状を緩和することができます。アトマイザー（スプレーボトル）など使用し、患者の好みの飲み物を舌に散布するという方法もあります。こうしたケアは家族に協力してもらい、頻

回に行うようにしましょう。無力感を抱く家族にとっても、患者のために何かできるということが心の支えになることもあります。また、古くからごま油などが経験的に保湿剤として使用されていましたが、最近では**表1**のような製品が数多く市販されています。

表1　保湿剤の種類

形状		製品（販売元）
ジェル		リフレケアH®（イーエヌ大塚製薬）、バイオティーン　オーラルバランスジェル®（T&K）、ビバジェルエット®（東京技研）、オーラルプラスジェル　うるおいキープ®（和光堂）など
液	洗口	コンクールマウスリンス®（ウエルテック）、バイオティーン　オーラルバランスリキッド®（T&K）など
	スプレー	ウエットキーピングミスト®（オーラルケア）、バトラージェルスプレー®（サンスター）など
	泡	ウエットエイド®（デントケア）など

c. 終末期の口腔乾燥の緩和

- ・口腔乾燥は、少量の経口摂取、オーラルケア、氷片を口に含むことにより全例で緩和される[10]
- ・輸液治療は、口腔乾燥を改善させないことが多い。口腔乾燥に対しては、オーラルケアが重要である[11]

（2）口臭

　口臭の原因には、口腔内に棲息する多くの微生物が関与していると言われています。これらの微生物によってタンパク質などの分解が起こり、その結果として臭気物質（揮発性硫化物）ができます。清潔な口の中ではその量が少ないので、他人に口臭と感じさせることはありません。しかし、口の中が不潔で、清掃がされていないと細菌が増加し、プラークが沈着します。また、口臭の原因となるさまざまな病気に罹患しやすくなります。

a. 口臭に対するケア：器質的オーラルケア
・基本的な口腔清掃に準じる（p.24 参照）

　症状に対するケアの基本は、舌ブラシを使用し、舌根部の舌苔を除去することであり、舌苔を除去しなければ、口臭をなくすことは難しいと言えます。ただし、舌ブラシを使用する際は粘膜を傷つけないよう注意して行いましょう。

b. 口臭に対するケア：補助的に行うもの
・含嗽・清拭

　10％の希釈オキシドールに1〜2滴のハッカ油を入れた液で含漱、清拭をする
・胃内容物の停滞による逆流

　胃内容物の停滞による食道への逆流は、口臭の原因になる

　腸蠕動を促進させるような薬剤を使用する

・揮発性硫化物を抑制する

　揮発性硫化物を抑制するスプレーなどを1日3回使用する

c．口臭が患者・家族に与える影響

　会話をすることは、最大のコミュニケーション手段です。口臭が原因で話ができない、口臭が強く面会客にもゆっくりしてもらえない状況が続いた場合、患者自身の精神的負担もかなりのものになります。残された時間を大切にすべき進行期がん患者にとっては、口臭のコントロールも重要です。

（3）口腔内カンジダ症

　口腔カンジダ症は、*Candida* 属菌種により引き起こされる日和見感染症であり、①皮膚・粘膜を侵す表在性カンジダ症と、②消化管、気管・気管支・肺・腎・尿路系、その他の深部臓器を侵す深在性カンジダ症（内臓カンジダ症）に大別されます。初期には粘膜の表面に灰白色ないし乳白色の斑点状、帯状ないしは板状の偽膜を形成します（図4）。偽膜はガーゼなどでこすると容易に剥離できますが、日時が経過して真菌が

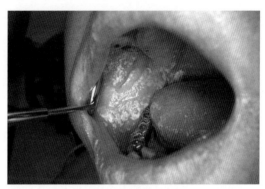

図4　頬粘膜・舌の急性偽膜性口腔カンジダ症

上皮深部へ進入すると剥離しにくくなり、無理に剥離すると、びらん、ないし潰瘍となります。

　口腔カンジダ症は終末期がん患者の70〜85％にみられ[1,3]、ステロイド投与、抗菌薬投与による菌交代現象として発症します。口腔清掃不良、口腔乾燥は口腔カンジダ症の誘因となり、義歯の清掃が不十分な状態では義歯内面にカンジダが増殖、粘膜は紅斑やびらんとなり、義歯性口内炎と呼ばれる状態になります。

　口角びらんは口腔カンジダ症の一症状として出現する場合も多く、特に両側性に認められた場合にはほとんどがカンジダによるものと考えられています。

　カンジダの主な症状としては、口腔内の不快感、口腔粘膜の白斑、味覚の消失などがあげられます。

　なお、びらんと潰瘍は以下のように分けられます。

・びらん：皮膚または粘膜の一部が表層のみ欠損した状態

・潰瘍：皮膚または粘膜の一部が上皮層より深部まで欠損した状態

a．カンジダに対するケアの方法

　口腔カンジダ症は浅在性真菌症であるため、外用抗真菌薬による局所塗布や含嗽、抗真菌剤の内服などが治療手段となります。また、義歯の内面をよく洗浄するなど、義歯のケアを十分に行う必要があります。

　抗真菌薬として、ミコナゾール（フロリードゲル経口用：ミコナゾール®）、アムフォテリ

シンB（ファンギゾンシロップ®）、クロトリマゾール（エンペシドトローチ®）、イトラコナゾール（イトリゾール®）（図5）などが用いられています。クロトリマゾールはHIV感染症患者における口腔カンジダ症に保険適応があります。

　なお、抗真菌薬の投与期間は原則2週間とし、1週間投与しても症状の改善がみられないときは耐性菌出現の問題があるので中止し、ほかの療法に切り替えましょう。長期間の使用は耐性菌出現の問題があり、また、中途半端な使用は好ましくありません。

・軟膏使用方法の例

　軟膏タイプのものは、水分に触れると薬の周囲が濡れて固まり、つるっとして口の中で転がり、患部に塗布できないことがあります。あらかじめ患部の水分（唾液）を拭き取っておき、塗る指や綿棒は渇いた状態で使用しましょう。塗布時に疼痛を伴うこともありますが、すり込むように塗布してください。また、舌を使わずに自然に口腔内に唾液が回るのを待つことを忘れずに患者へ伝えましょう。

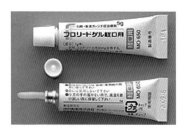

図5　抗真菌薬

（4）舌苔

　舌苔とは、舌表面に口腔粘膜の剥離上皮、食物残渣、細菌などが付着して、白色（**図6左**）、黄色、あるいは黒色（**図6右**）の苔をかぶった（被苔）ように見える状態を言います。舌苔は舌根近くから付着するようになり、舌背部にかけて広がっていくのが特徴です。

　舌表面の糸状乳頭は、傷がつかないように保護する役割をもっており、毎日少しずつ伸びますが、咀嚼や会話などの舌の動きに伴い、通常は落屑と再生の均衡が保たれています。少量の舌苔は健康な人にも見られますが、多量の舌苔が付着すると、口臭や味覚低下、感染の原因にもなります。

　舌苔の付着が強い状態は、消化管機能の低下や経口摂取の減少、脱水による唾液分泌量の減少により、口腔内の自浄作用が減弱していることなどが考えられます。舌苔が厚く肥厚していると、一度には除去できないことが多く、強い刺激で舌苔そのものを除去しようとすると糸状乳頭まで除去してしまい、粘膜を傷つけることがあります。粘膜の破綻は、感染や疼痛、出血などが生じる要因にもなり、また、味覚や咀嚼・嚥下機能にも影響を及ぼし、食事摂取が困難となる場合があるので注意が必要です。

a. 舌苔に対するケア：器質的オーラルケア

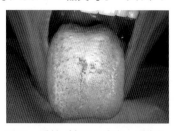 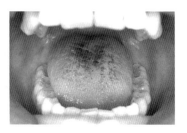

図6　舌苔（左から白色、黒色）

・基本的な口腔清掃に準じる（p.24 参照）

b. 舌苔に対するケア：補助的に行うもの

　舌苔の除去のために、パイナップルやキウイなどが経験的に使用されていましたが、現在はタブレット状のものも市販されています。

（5）味覚異常

　がん患者は、甘みや尿素（肉などに多く含まれる）に対する閾値が下がると言われていますが、一概ではなく、味覚刺激に対する許容範囲が通常より狭くなることから、慣れ親しんだ食物を好まれ、複雑な味付けは嫌われることが多くなります。

　終末期がん患者では唾液の分泌が減少し、口腔内の乾燥が著しくなるため、口腔環境が悪化します。加えて、水分不足による味覚障害や咀嚼困難、それに続く嚥下困難が出現し、唾液に含まれる消化酵素の減少が食欲不振や消化吸収減退につながります。

　詳しくは、p.62 を参照してください。

a. 味覚異常に対するケア
・食事の工夫
　味覚鈍麻：　　濃い味付け、はっきりした味の料理、出汁や香辛料を利かせる、亜鉛を含む食品を摂取させる

　悪味・異味症：嫌悪感を覚える食品は避ける、塩味を控えて出汁を効かせる、ゴマや柚子などの香りや酢を利用する

　味覚過敏：　　薄味または素材そのもので食べる食品や料理の選択

・苦みについて
　「食物すべてが苦くて食べられない」「水やお湯ですら苦く感じる」という患者がよくみられます。では、苦味を強く感じるのはなぜでしょうか。

　5つの基本味のうち、甘味は、砂糖や穀類に含まれるブドウ糖、塩味は塩化ナトリウム、旨味は肉や魚に多いイノシン酸やグルタミン酸で、栄養不足を感じたときに食べたい味覚です。

　一方、酸味はその食物が腐っているかどうか、苦味は毒であるかどうかを見分けるために発達した味覚で、人間を危険から回避させるシグナルとも言えます。特に、一番感じやすいのが苦味です。ほかの味覚の感度がダウンしても、生命を維持するうえで最も危険な毒を感じ取る苦味の味覚だけは最後まで残るのではないか、と推測されています。

（6）口内炎

　口内炎とは、口腔粘膜の炎症を伴う病変を指します（図7）。原因として、局所の細菌感染、歯科用金属アレルギー、化学療法、頭頸部放射線療法、ビタミン欠乏症など、全身状態に因果関係があることが多いです。

a. 口内炎に対するケア：器質的オーラル
ケア
・基本的な口腔清掃に準じる（p.24 参照）
　ただし、保湿はしっかり行う。

b. 口内炎に対するケア：補助的に行うも
の
・含嗽剤（口腔内の保湿および殺菌・消毒）
　ポビドンヨード、アズレン酸ナトリウム
水和物・NaHCO$_3$ 配合。

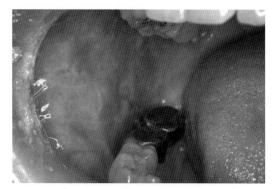

図7　口内炎

　疼痛が強い場合は、4％リドカイン塩酸塩・アドレナリン配合＋含嗽用アズレン酸ナトリウ
ム水和物・NaHCO$_3$ 配合を使用しましょう。
　含嗽が困難な場合はスプレー容器に入れ直接噴霧する、4％リドカイン塩酸塩・アドレナリ
ン配合軟膏を使用するなどしましょう。
・ステロイド軟膏の塗布
　デキサメタゾン口腔用軟膏（詳細は p.61 を参照）
・ステロイド貼付剤
　トリアムシノロンアセトニド口腔用貼付剤
・ステロイド噴霧剤
　ベクロメタゾンプロピオン酸エステル

（7）その他
a. 出血があるときのオーラルケア
　10％過酸化水素水で含嗽をする
　凝血は無理に剥がさないよう注意する

b. 口渇はあるが嚥下困難があり、水分の摂取が難しい患者へのケア
　p.83 を参照。

6）機能的オーラルケアの実際

（1）摂食嚥下障害における間接訓練

a. 頸部可動域訓練

　頸部拘縮の改善、予防および頸部のリラクセーションを目的として行います。

＜方法＞

1. 頭と肩、首などに手を添えて、無理のない範囲で前後左右にゆっくりと倒す（5～10秒を各2回）
2. 旋回（左右各2回）
3. 肩上げ（3回）

＜注意＞

　姿勢を安定させ、苦痛を伴わない範囲で可動域を広げる

b. アイスマッサージ

　寒冷刺激を与えることにより、刺激に対する感受性を高め、嚥下反射を誘発しやすくします（図8、9）。頭頸部がん術後の早期訓練では、残存機能の低下を予防する目的で行います。

＜方法＞

1. 患者の口唇にアイス綿棒を当て、冷たいことを知らせる（氷水に綿棒を浸して使用する場合は、綿棒を軽く絞ってから使用する）
2. アイス綿棒にて、頬の内側・外側から刺激する（左右30秒程度）
3. アイス綿棒を咽頭後壁の弾力を感じる箇所、または咽頭反射が起こる箇所まで押しつける（5秒程度）
4. 咽頭後壁、口蓋弓部をアイス綿棒で力を入れずに軽くこする
5. 舌や舌付近をアイス綿棒で軽くこする

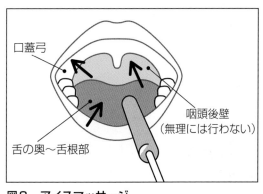

口蓋弓

咽頭後壁
（無理には行わない）

舌の奥～舌根部

図8　アイスマッサージ

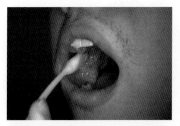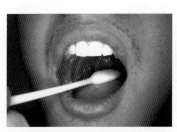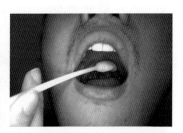

図9　アイスマッサージの実際
口蓋弓や舌の奥、咽頭後壁をアイス綿棒でマッサージする。

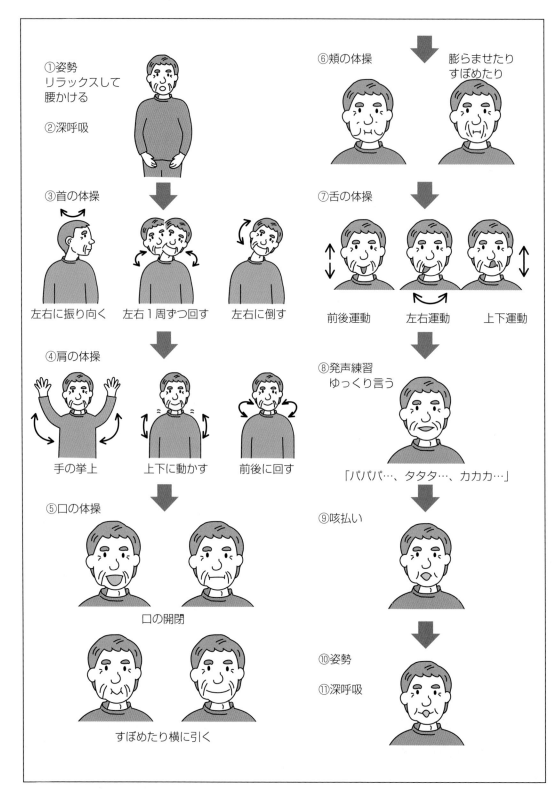

①姿勢
リラックスして
腰かける

②深呼吸

③首の体操
左右に振り向く　　左右１周ずつ回す　　左右に倒す

④肩の体操
手の挙上　　上下に動かす　　前後に回す

⑤口の体操
口の開閉
すぼめたり横に引く

⑥頬の体操　　膨らませたり
すぼめたり

⑦舌の体操
前後運動　　左右運動　　上下運動

⑧発声練習
ゆっくり言う
「パパパ…、タタタ…、カカカ…」

⑨咳払い

⑩姿勢

⑪深呼吸

図10　嚥下体操

6. 舌尖や舌の表面・側面をアイス綿棒で軽くこすったり、押したりする
7. アイス綿棒で舌を前・横・上方から押し、患者へ押し返すように指示する

＜注意＞

マッサージ中に口腔内に唾液や水分が溜まったら嚥下させる。

c. 嚥下体操

　全身や頸部の嚥下筋のリラクゼーションを目的として行います。また、覚醒を促すことにもつながります。なお、舌の運動を行うと舌周辺の筋肉が鍛えられ、唾液の分泌が促進されます。

＜方法＞

　摂食前に準備体操として行います（前ページ図10）。

d. 頭部挙上訓練（シャキアエクササイズ）

　舌骨上筋群、喉頭挙上筋群の筋力強化を行い、食道入口部を開きやすくします（**図11**）。

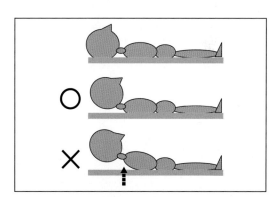

図11　頭部挙上訓練

＜方法＞

1. 仰臥位で、両肩をしっかり床に付けたまま、足の指が見えるまでできるだけ高く頭を上げる
2. 最初に頑張って何秒間できるかを計り、運動能力に合わせた負荷を決めていく
3. 訓練時の負荷量は運動能力の60％程度を目安に設定する（たとえば、初回が1分20秒であれば、45秒に設定する）
4. 等尺性運動（運動能力の60％程度で、ずっと頭を上げている運動）と反復挙上運動（頭を10回上げ下げする運動）の組み合わせを3セット行う
5. 最終的には1分間の等尺性運動と反復挙上運動連続30回を1セットとし、1日3セットを6週間行う

＜注意＞

　負荷が大きいので、症例によって適宜、強度や頻度を調節する必要がある。

e. 息こらえ嚥下（図12）

　息をこらえたまま嚥下をすることで気道が閉鎖するため、誤嚥を防ぐことができます。

＜方法＞

1. 口腔周囲筋や口腔内のマッサージ、アイスマッサージなどを行い、唾液を飲み込みやすい状態にする
2. 鼻から息を吸って、そのまま息を止めさせる
3. 空嚥下、唾液をゴックンと飲み込ませる（唾液を嚥下）

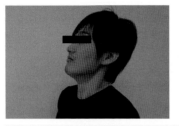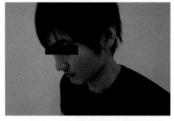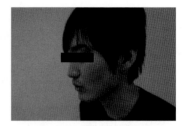

図12　息こらえ嚥下
鼻から息を吸い（左）、空嚥下（中央）、咳払い（右）。

4. その後、「エヘンッ」と咳払いをさせる

f. ブローイング訓練

　吹く動作により、鼻咽腔閉鎖にかかわる神経・筋群の機能を改善させる訓練です（**図13**）。

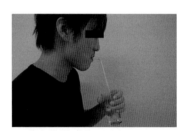

図13　ブローイング訓練

＜方法＞
1. コップに水を入れ、ストローでぶくぶくと泡が立つように吹く
2. うまく泡立たないときには指で鼻をふさいで介助し、徐々に介助を減らしていく
3. ストローでコップの水を吹く代わりに、細く裂いたティッシュペーパーを吹いてもよい

g. プッシング・プリング訓練（図14）

　押したり持ち上げたりする運動により、反射的に息こらえが起こることを利用して、軟口蓋の挙上、声帯の内転を改善させることを目的に行います。

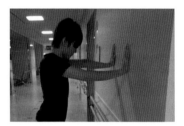

図14　プッシング・プリング訓練

＜方法＞
1. 壁を押す、肩から拳を振り下ろすなどのプッシング動作を練習する
2. 動作とともに強い発声をする。ある程度、響く声が出るようになったら、徐々に動作を減らしていく。プッシング動作の代わりに、椅子の底面や肘掛けを引っ張るなどのプリング動作でもよい

h. 唾液腺マッサージ（図15）

　唾液には、①乾燥を防ぎ、咀嚼・嚥下機能を助ける湿潤作用、②口腔内微生物叢をコントロールする抗菌作用、③プラーク中の酸を中和させる緩衝作用、④口腔内の食渣やプラークを洗い流す自浄作用、などの働きがあります。

　これらの作用により、口腔内の粘膜が保護され、咀嚼や嚥下が促されたり、飲食などによっ

て酸性に傾く口腔内を中性に戻し、粘膜の炎症や歯面の脱灰を起こりにくくさせています。

　唾液の分泌を促すためには、耳下腺・顎下腺・舌下腺がある場所をマッサージすると効果的です。また、唾液腺マッサージ前に、口まわり（頬や口唇）をマッサージし、筋肉のこわばりをほぐすのも効果的です。

＜方法＞

　耳下腺：人差し指から小指までの４本を、上の奥歯のあたり（耳の前）から頬にかけて当て、後ろから前に向かって円を描くようにマッサージする。

　顎下腺：親指を顎の内側の柔らかい部分に当てて、耳の下から顎の下までを順番にゆっくり５秒くらい押す。

　舌下腺：両手の親指をそろえて、顎の真下から舌を押し上げるようにゆっくり押す。

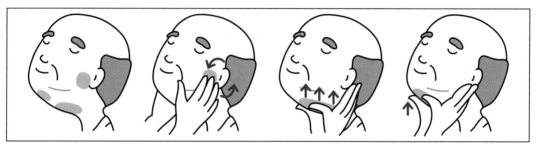

図 15　唾液腺マッサージ

（2）摂食嚥下障害における直接訓練

a. 座位姿勢

　座位姿勢によって、摂食嚥下の状態は変化します。たとえば、嚥下反射の開始するタイミングが遅れるような患者の場合には、喉頭が咽頭より物理的に高い位置にあったほうが、喉頭への流入による誤嚥を防止することができます。

　また、舌の運動機能が障害され、奥舌に食塊を送り込むことが困難である場合には、口腔を咽頭よりも高い位置にさせましょう。以上のような場合には、30°程度のリクライニング姿勢が望ましいでしょう。

b. 嚥下の意識化

　高齢者全般に特に嚥下の送り込みと嚥下反射や喉頭閉鎖のタイミングがずれて誤嚥しやすい患者で、水やある特定の食品だけにむせるという場合は、無意識に行われる嚥下を「意識化」することで、嚥下運動を確実にし、誤嚥や咽頭残留の防止につなげることができます。

c. 横向き嚥下（図16）

　咽頭機能に左右差があり、片側性の咽頭残留を認める患者には、咽頭機能の悪い側に頸部を回旋後、嚥下させます。回旋のタイミングは捕食前からが確実ですが、口腔保持ができて咽頭流入に伴う誤嚥のリスクが少なければ、捕食後に回旋しても効果があります。

d. 交互嚥下

咽頭残留のある患者には、固形物と流動物を交互に嚥下させます。汁物でむせる場合には、汁物をごく少量とする。べたつくものとゼリーとの交互嚥下がよく行われています。

e. 食品調整

咀嚼機能の障害や誤嚥の可能性がある小児から高齢者までの患者に対し、食材や液体の種類の選択、調理、増粘剤の使用などにより、固さ、粘度、まとまりやすさなどの性状を調整することで、食塊形成の障害や咽頭残留・誤嚥などの問題を、代償・軽減・防止します。

＊本人の好む味かどうかも、咀嚼嚥下に大きく影響します。増粘剤の使用により性状を変化させる際には、味が変化する可能性にも十分な留意が必要です。

f. 一口量・ペースの調整

飲み込んだことを確認してから、次の食物を口に入れましょう。一口量が多くなる場合には、スプーンを小さなものに変えるなどの工夫が必要です。また、手の不自由な患者には、図17のような持ちやすく工夫されたスプーンの使用なども考慮しましょう。

嚥下の状態などにより、食具を工夫することが重要です。スプーンが大きすぎると、食物の送り込みが難しくなり、口腔内に食物が残りやすくなるため、誤嚥のリスクが高くなります。逆に小さすぎてしまうと、口腔内に取り込む量が少ないため、刺激による咀嚼運動が誘発されにくくなります。また、口に運ぶ回数が増えるために疲れやすく、結果として食事の摂取量が減ることもあります。

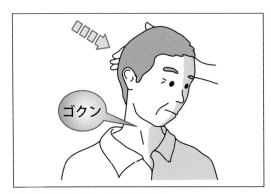

図16　頸部回旋（横向き嚥下）

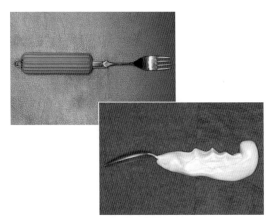

図17　持ちやすいように工夫された食具

7）事例で見るオーラルケアの実際

【患者の概要】

86歳、男性　原発性肺がん

・経過

　X−1年、感冒様症状のために近医で施行された胸部エックス線写真にて左肺に巨大腫瘍を認め、肺がんが疑われたが、高齢のために家族が精査を希望せず、以後自宅療養していた。X年に入り食事量が低下し、るい痩も強くなってきた。数日前から発熱を認め、解熱しないために入院となった。

　うとうとしていることも多く、水分すら嚥下するのが難しい。「息が苦しそう」と、家族がナースコールをした。患者の部屋に向かうと、患者が「お茶をくれ」と訴えるため家族が飲ませようとしたが、少量の水分を取らせてもむせて咳き込み、喘鳴で息苦しくなったとのこと。家族から、「のどが渇いたと言っていますが、何か飲ませても構いませんか？」「なぜむせやすくなっているんですか？」と質問された。

①概略

　亡くなる過程においては、すべての患者が食物や水分の経口摂取ができなくなります。つまり、亡くなる過程の一つとして必ず予期できる状況として、嚥下困難が起こります。このような状況に接して、家族は経口摂取困難と口渇の苦痛に対して懸念し、同時に患者が死に近づいていることを理解し、死別のつらさが増大します。

　水分や食物が経口摂取できないことに対し、医学的に解決することを考えるだけではなく、家族のつらさに対応するような説明やケアが必要です。

②アセスメント

　嚥下困難の原因を全身衰弱のみと考えがちですが、病態生理のアセスメントをしっかり行ったうえでの対応が重要です。また、治療可能な嚥下困難を正しく診断、評価することも大切です。医療者が医学的に嚥下できないと判断し、食事をさせないように説明しても、家族は何とか食べさせたいという気持ちが続きます。そのため、家族の気持ちを支えながら、ともにできることを伝えます。

　嚥下困難の原因としては、以下のようなものが考えられます。

・機械的閉塞：口腔・咽頭・食道がんによる通過障害、肺がん、縦隔リンパ節腫大の食道への圧迫など

・神経・筋異常：腫瘍による神経の障害、反回神経麻痺、脳腫瘍

・粘膜障害：口内炎・乾燥

・口腔内腫瘍などによる嚥下時疼痛

・全身衰弱

・薬剤（抗精神病薬などによる薬剤性パーキンソニズムも原因となる）

③家族からの質問

「のどが渇いたと言っていますが、何か飲ませてはいけないのでしょうか？」

「なぜ、むせやすくなっているのでしょうか？」

④家族の感情、考え

1. のどが渇いたと言っているが、自分で勝手に飲ませてもよいのだろうか。
   何とかして飲ませてあげたい。
2. 役に立ちたい。何か飲ませてあげる方法はないだろうか。
3. このまま何も飲めなければ、どうなってしまうのだろうか。
   弱ってしまうのではないか。このままでは死んでしまう。

⑤医療者のケア、説明

　まず、家族の思いや感情に焦点を当てて、ゆっくりと考えを聴きましょう。家族の病状理解の確認や、嚥下困難の原因について身体的にアセスメントしたうえで説明します。

「（患者さんが）のどが渇いていると感じて、何かを飲ませてあげたいんですね」

＜1・2について＞

・「何かを飲ませてあげたい」という気持ちに対しては、肯定的にとらえながらも、行為の危険についても話し合う。また、家族がともにケアに参加できるよう働きかける。

（例）

「もしかすると、うまく飲めなくて、むせてしまうかもしれません」

「うまく飲み込めないときには、患者さんがむせて、かえって苦痛を与えてしまうことがあります」

「うまく飲み込めないものを管で吸い取ること（吸引）は、かえって患者さんにつらい思いをさせてしまうことがあります」

・患者から何かを飲みたいと言われた場合、嚥下を介助するときは、看護師が立ち会うことを提案する。

（例）

「心配ですので、患者さんが何かを飲みたいとおっしゃったときには、必ず看護師を呼んでくださいね。そのときの状況に応じて、一緒に考えましょう」

・看護師が立ち会って、水分や半固形物、固形物の嚥下を介助してみる。

・本人の意思（飲みたいのか、飲みたくないのか）、意識レベルを確認し（嚥下が可能な状態かどうか）、ベッドアップすることで、嚥下しやすい体位に整える。

・吸引器の確認

・口腔清掃

・嚥下しやすいもの（氷、とろみのあるもの、アイソトニックゼリーなど）を選択する

・アイスマッサージや嚥下マッサージの導入を検討する（必要に応じて嚥下評価）。

・嚥下が難しいと判断したうえで、目標を変えることを提案する（例：オーラルケアの提案、綿棒の使用、氷を口に含ませること、人工唾液の使用など）。

（例）

「口の中を湿らせることで、口の渇きを少しでも軽くすることができます」

「口の中をきれいに整えることも、のどの渇きが楽になる方法の一つです」

＜3について＞

・亡くなる過程において、どの患者も経口摂取ができなくなることを説明する。

（例）

「今まではできていましたが、病気の進行や体力の衰弱などにより、飲み込むことが難しくなってきました」

「とてもつらいことですが、亡くなられていく患者さんのほとんどが、飲んだり食べたりすることができなくなります」

「患者さん自身も、食べ物や飲み物を欲しいと思わなくなってこられることが多くなります」

「今、水分を摂らないからといって、命を縮めるような状況ではないかもしれません」

参考文献

１．EAT-10　嚥下スクリーニング

1) 内閣府平成 30 年度版高齢社会白書（全体版）(https://www8.cao.go.jp/kourei/whitepaper/w-2018/zenbun/pdf/1s1s_01.pdf)

2) 若林秀隆ほか：摂食嚥下障害スクリーニング質問紙票 EAT-10 の日本語版作成と信頼性・妥当性の検証．静脈経腸栄養 29：871-876，2014.

3) 北村守正ほか：大学病院における入院時全例嚥下スクリーニングの導入，嚥下医学，8 巻：103-111，2019.

２．周術期等の口腔機能管理

1) 別所和久 監修：口腔機能の維持・向上による全身状態改善のためのオーラルケア・マネジメント実践マニュアル．東京；医師薬出版，2010.

2) 河田尚子ほか：食道がん術後肺炎予防のためのオーラルケアマネージメント．日本口腔感染症学会雑誌 17（1）：31-34，2010.

3) Takahashi K. et al.：Methodology for detecting swallowing sounds.　Dysphagia 9（1）：54-62.

4) 才藤栄一ほか：摂食・嚥下障害の治療・対応に関する統合的研究厚生科学研究費補助金研究報告書．1-17，2000.

5) 山田千晴ほか：肺がん手術患者に対する口腔ケアの効果．口腔病学会雑誌 79(3)：95-99, 2012.

6) 上嶋伸知ほか：食道癌手術患者に対する専門的口腔ケア施行の効果．日本外科感染症学会雑誌 6（3）：183-188, 2009.

7) NIDCR 調査：Oral Complication of Cancer Treatment (http://www.nidcr.nih.gov/NR/rdonlyres/015DE57E-92CC-427C-A084-022245B5D4F5/0/OncologyTeamCanDo.pdf)

３．誤嚥性肺炎の周術期予防

1) 日本呼吸器学会 編：成人院内肺炎ガイドライン．2008.

2) Teramoto S. et al.：Simple two-step swallowing provocation test for elderly patients with aspiration pneumonia.　Lancet 353（9160）：1243，1999.

3) El-Solh AA. et al.：Microbiology of severe aspiration pneumonia in institutionalized elderly.　Am J Respir Crit Care Med 167（12）：1650-1654，2003.

4) Silness J. et al.：Periodontal disease in pregnancy. II. Correlation between oral hygiene and periodontal condition.　Acta Odontol Scand 22：121-35，1964.

5) Bartlett JG. et al.：The bacteriology of aspiration pneumonia.　Am J Med 56（2）：202-207，1974.

6) Scannapieco FA：Role of oral bacteria in respiratory infection.　J Periodontol 70（7）：793-802，1999.

7) Azarpazhooh A. et al.：Systematic review of the association between respiratory diseases and oral health.　J Periodontol 77（9）：1465-82，2006.

8) Scannapieco FA. et al.：Associations between periodontal disease and risk for nosocomial bacterial pneumonia and chronic obstructive pulmonary disease. A systematic review.　Ann Periodontol 8（1）：54-69，2003.

9) Yoshida M. et al.：Oral care reduces pneumonia of elderly patients in nursing homes, irrespective of dentate or edentate status.　Nihon Ronen Igakkai Zasshi 38（4）：481-483，2001.

10) Awano S. et al.：Oral health and mortality risk from pneumonia in the elderly.　J Dent Res 87（4）：334-339，2008.

11) Bágyi K. et al.：Role of pathogenic oral flora in postoperative pneumonia following brain surgery.　BMC Infect Dis 29（9）：104，2009.

12) Akutsu Y. et al.：Impact of preoperative dental plaque culture for predicting postoperative pneumonia in esophageal cancer patients.　Dig Surg 25（2）：93-97，2008.

13) Akutsu Y. et al.：Pre-operative dental brushing can reduce the risk of postoperative pneumonia in esophageal cancer patients.　Surgery 147（4）：497-502，2010.

14) Scannapieco FA. et al.：Colonization of dental plaque by respiratory pathogens in medical intensive care patients.　Crit Care Med 20（6）：740-745，1992.

15) Heo SM. et al.：Genetic relationships between respiratory pathogens isolated from dental plaque and

bronchoalveolar lavage fluid from patients in the intensive care unit undergoing mechanical ventilation. Clin Infect Dis 47（12）：1562-1570, 2008.

16）Russell SL. et al.：Respiratory pathogen colonization of the dental plaque of institutionalized elders. Spec Care Dentist 19（3）：128-134, 1999.

17）Scannapieco FA. et al.：Associations between oral conditions and respiratory disease in a national sample survey population. Ann Periodontol 3（1）：251-256, 1998.

18）Allou N, et al. Risk factors for postoperative pneumonia after cardiac surgery and development of a preoperative risk score. Crit Care Med. 2014 May；42（5）：1150-6.

19）Starks B, Harbert C. Aspiration prevention protocol：decreasing postoperative pneumonia in heart surgery patients. Crit Care Nurse. 2011 Oct；31（5）：38-45.

20）Soutome S, et al. Effect of perioperative oral care on prevention of postoperative pneumonia associated with esophageal cancer surgery：A multicenter case-control study with propensity score matching analysis. Medicine（Baltimore）. 2017 Aug, 96（33）：e7436.

21）Shin J, et al. Effects of preoperative oral management by dentists on postoperative outcomes following esophagectomy: Multilevel propensity score matching and weighting analyses using the Japanese inpatient database. Medicine（Baltimore）. 2019 Apr, 98（17）：e15376.

22）Iwata E,et al. Effects of perioperative oral care on prevention of postoperative pneumonia after lung resection：Multicenter retrospective study with propensity score matching analysis. Surgery. 2019 May165（5）：1003-1007.

23）Ishimaru M, et al. Preoperative oral care and effect on postoperative complications after major cancer surgery. Br J Surg. 2018 Nov；105（12）：1688-1696.

24）Bellissimo-Rodrigues WT, et al, Bellissimo-Rodrigues F. Effectiveness of a dental care intervention in the prevention of lower respiratory tract nosocomial infections among intensive care patients: a randomized clinical trial. Infect Control Hosp Epidemiol. 2014 Nov；35（11）：1342-8.

25）Klompas M. Oropharyngeal decontamination with antiseptics to prevent ventilator-associated pneumonia：rethinking the benefits of chlorhexidine. Semin Respir Crit Care Med 2017；38：381-90.

26）Bassim CW, et al. Modification of the risk of mortality from pneumonia with oral hygiene care. J Am Geriatr Soc. 2008 Sep；56（9）：1601-7.

27）Sjögren P. et al.：A systematic review of the preventive effect of oral hygiene on pneumonia and respiratory tract infection in elderly people in hospitals and nursing homes: effect estimates and methodological quality of randomized controlled trials. J Am Geriatr Soc 56（11）：2124-2130, 2008.

28）Yoneyama T. et al.：Oral Care Working Group. Oral care reduces pneumonia in older patients in nursing homes. J Am Geriatr Soc 50（3）：430-433, 2002.

29）Adachi M, et al. Effect of professional oral health care on the elderly living in nursing homes. Oral Surg Oral Med Oral Pathol Oral Radiol Endod. 2002 Aug; 94（2）：191-5.

30）Nomura Y, Takei N, Ishii T. Factors That Affect Oral Care Outcomes for Institutionalized Elderly. Int J Dent. 2018 Dec 10；2018：2478408.

31）Sjogren P, et al. Oral care and mortality in older adults with pneumonia in hospitals or nursing homes：systematic review and meta-analysis. J Am Geriatr Soc 2016；64：2109-15.

32）Watando A. et al.：Daily oral care and cough reflex sensitivity in elderly nursing home patients. Chest 126（4）：1066-1070, 2004.

33）日本呼吸器学会編　肺炎診療ガイドライン 2017.

34）日本頭頸部癌学会編　頭頸部癌診療ガイドライン 2018 年版　第 3 版

35）日本呼吸器学会医療・介護関連肺炎診療（NHCAP）ガイドライン作成委員会 編：医療・介護関連肺炎診療ガイドライン. 2011.

36）Guidelines for the management of adults with hospital-acquired, ventilator-associated, and healthcare-associated pneumonia. Am J Respir Crit Care Med 171：388-416, 2005.

37）Fagon JY. et al.：Nosocomial pneumonia in patients receiving continuous mechanical ventilation. Prospective analysis of 52 episodes with use of a protected specimen brush and quantitative culture techniques. Am Rev Respir Dis 139（4）：877-884，1989.

38）Fridkin SK：Increasing prevalence of antimicrobial resistance in intensive care units. Crit Care Med 29（4 Suppl）：64-68，2001.

39）Watanabe A. et al.：HAP study group. Multicenter survey on hospital-acquired pneumonia and the clinical efficacy of first-line antibiotics in Japan. Intern Med 47（4）：245-254，2008.

40）Mori H. et al.：Oral care reduces incidence of ventilator-associated pneumonia in ICU populations. Intensive Care Med 32（2）：230-236，2006.

41）Garcia R. et al.：Reducing ventilator-associated pneumonia through advanced oral-dental care: a 48-month study. Am J Crit Care 18（6）：523-532，2009.

4．化学療法における口腔機能管理

1）医薬品医療機器総合機構：重篤副作用疾患別対応マニュアル．抗がん剤による口内炎，2009.（http://www.info.pmda.go.jp/juutoku/juutoku_index.html）

2）Sonis ST：Oral mucositis in cancer therapy. Clin J Oncol Nurs 2（Suppl 3）：3-8，2004.

3）足立了平 編：4疾病のオーラルマネジメント．京都；金芳堂，2012.

4）佐藤禮子 監訳：がん治療に伴う副作用．がん化学療法・バイオテラピー看護実践ガイドライン，東京：医学書院，166-168，2009.

5）大田洋二郎：がん化学療法における口腔外科医師の役割，チームで行うがん化学療法．ナーシング・トゥデイ 23（12）：43-47，2008.

6）ビスホスホネート系薬剤による顎骨壊死・顎骨骨髄炎に係る安全対策に至る検討状況と対策について，医療品・医療機器等安全性情報 No.272，2010.9

7）Catherine H. et al.：American Society of Clinical Oncology Executive Summary of the Clinical Practice Guideline Update on the Role of Bone-Modifying Agents in Metastatic Breast Cancer. JCO 29（9）：1221-1227，2011.

8）医薬品医療機器総合機構：重篤副作用疾患別マニュアル．ビスホストネート系薬剤による額骨壊死，7-9，2009.（http://www.info.pmda.go.jp/juutoku/juutoku_index.html）

9）柳原一広 監修：口腔内と消化器の障害．がん化学療法と看護ケア，第3版，東京；医学芸術社，198-200，2012.

10）大戸祐治ほか：がん患者の口腔内ケアと服薬指導．薬局 61（3）：429-432，2010.

11）適応外使用情報ア・ラ・カルト 第1回 口内炎（1）．薬事 48（4）：591-594，2006.

12）適応外使用情報ア・ラ・カルト 第2回 口内炎（2）．薬事 48（5）：755-759，2006.

13）適応外使用情報ア・ラ・カルト 第3回 口内炎（3）．薬事 48（6）：939-943，2006.

14）小林永治：口内炎184例の臨床的研究．漢方の臨床 Volume:54 108-115，2007.

15）Akiyoshi Shinohara et.al：がん化学療法による口腔粘膜炎に対するレバミピド含嗽液の効果，YAKUGAKU ZASSHI 135（8）937-941，2015.

16）Naoko Ishii et.al：Effects of a Rebamipide Mouthwash on Stomatitis Caused by Cancer Chemotherapy.pdf，YAKUGAKU ZASSHI 137（8）1027-1034，2017.

17）荒尾晴惠，田墨惠子 編：患者をナビゲートする！スキルアップがん化学療法看護 事例から学ぶセルフケア支援の実際．第1版，東京：日本看護協会出版会，77-86，2010.

5. 放射線療法における口腔機能管理

1) Johnson JT. et al.：Oral pilocarpine for post-irradiation xerostomia in patients with head and neck cancer. The New England Journal of Medicine 329（6）：390-395，1993.

2) 渡部昌美：有害事象別看護 ①粘膜症状．プロフェッショナルがんナーシング 2（4）：54-58，2012.

3) 大田洋二郎：頭頸部がんの化学放射線療法における口腔ケアの流れ．浅井昌大，全田貞幹，大田洋二郎，田原 信 編：頭頸部がん化学放射線療法をサポートする口腔ケアと嚥下リハビリテーション．東京：オーラルケア，22-28，30-34，2009.

4) 立花弘之ほか：化学放射線療法を行う頭頸部がん患者を対象とするクリニカルパスを用いた疼痛管理法有効性／安全性評価試験．頭けい部癌 36（2）：212，2010.

5) 渡部昌美：有害事象別看護 ⑤唾液分泌障害・味覚障害．プロフェッショナルがんナーシング 2（4）：74-78，2012.

6) 上野尚雄ほか：がん放射線治療による口腔有害事象とその対処．がん看護 15（5）：488-492，2010.

7) Lvons A. et al.：Osteoradionecrosis of the jaws:current understanding of its pathophysiology and treatment. British Journal of Oral and Maxillofacial Surgery 46：653-660，2008.

8) 遠藤貴子：がん放射線療法ケアガイド新訂版，東京：中山書店，124，2013.

9) 新井 香：がん放射線療法ケアガイド新訂版，東京：中山書店，156-161，2013.

10) 伊藤壽一，大森孝一監修：放射線療法と全身管理，耳鼻咽喉科頭頸部外科レジデントマニュアル：医学書院，350-355，2016.

6. 終末期医療における口腔機能管理

1) Jobbins J. et al.：Oral and dental disease interminally ill cancer patients．BMJ 304：1612，1992.

2) Cerchietti L. et al.：Hypodermoclysis for control of dehydration in terminal-stage cancer．Int J Palliat Nurs 6（8）：370-374，2000.

3) Wiseman M：The treatment of oral problems in the palliative patient．J Can Dent Assoc 72（5）：453-458，2006.

4) 新城拓也 監修：社会保険神戸中央病院の看取りのケア指針─緩和ケアコミュニケーションの実践．愛知：日総研出版，2007.

5) 大塚有希子ほか：終末期の患者が食べることの意味．日本看護研究学会雑誌 34（4）：111-120，2011.

6) 堀 夏樹，小澤桂子 編：一般病棟でできる緩和ケア Q&A．東京：総合医学社，2006.

7) 別所和久 監修：口腔機能の維持・向上による全身状態改善のためのオーラルケア・マネジメント実践マニュアル，東京：医歯薬出版，2010.

8) 真野 徹：癌疼痛及び終末期の諸症状に対する緩和医療の処方 第5版．http://www.ne.jp/asahi/get/di/mano/gan5_base.html（2012 年 10 月閲覧）

9) 後藤 隼ほか：在宅自立高齢者における口腔カンジダの保菌状態に関する調査．北海道歯誌 32（2）：210-221，2012.

10) McCann RM. et al.：Comfort care for terminally ill patients. The appropriate use of nutrition and hydration. JAMA 272（16）：1263-1266，1994.

11) 日本緩和医療学会：終末期がん患者に対する輸液療法のガイドライン 第1版．2006．参考文献

第3章
データで見る
口腔機能管理の効果

周術期等における口腔機能管理のための客観的なアセスメントをめざして

　口腔環境にかかわる客観的なアセスメントとして、今回は、「口腔清掃の状態」と、「口腔乾燥の状態」について紹介します。臨床の場では、検査者の違いによる影響が少なく、客観的かつ簡便、安価で持ち運びが容易な用具・機器が必要となります。口腔機能管理を行う前の患者の状況把握や口腔機能管理による患者の口腔環境の変化をより客観的にアセスメントするために活用してください。

1）周術期等における口腔機能管理のための客観的なアセスメントの必要性

　周術期等における口腔機能管理が診療報酬改定において新設され、患者の口腔環境の維持・向上を通して、誤嚥性肺炎や口内炎（口腔粘膜炎）の合併症の予防や、それに伴うがん治療の継続などの大きなメリットとして、さらには患者の食事や会話をサポートすることなどが急速に各医療施設で進められることが期待されています。しかし、診療報酬改定だけで口腔機能管理が進むわけではなく、今後一層、医科と歯科が連携して周術期等における口腔機能管理を充実させるためには、口腔機能管理の重要性について医師や看護師、さらには患者が納得するだけの根拠が必要となります。そのためには、できるだけ客観的なアセスメントが必要です。
　アセスメントには、口腔環境にかかわる「自然科学的なアセスメント」をベースに、誤嚥性肺炎の予防や入院期間などにかかわる「医療経済的なアセスメント」や患者の満足度やQOLへの貢献にかかわる「人文科学的なアセスメント」がありますが、今回は、口腔環境にかかわる客観的なアセスメント中心に、自然科学的な視点に基づいて紹介します。

2）口腔環境にかかわるアセスメント

　口腔環境に関するアセスメントとして、今回は「口腔清掃」と「口腔乾燥」の状態を指標とし、それらを客観的に把握するための用具や機器を紹介します。

（1）口腔清掃状態の指標

　近年、要介護者や有病者への口腔衛生管理が盛んに行われるようになっています。個人の口腔清掃状態は、口腔内の総菌数がどのように減少したかを指標とすると理解しやすいですが、口腔清掃状態の目安となる口腔細菌数などの定量評価は大学や研究所など専門機関での測定が必要であり、時間的にも費用的にも大きな負担がかかっています。代替指標を用いる場合を含め、日常の臨床場面では簡易で安価にアセスメントできることが重要であり、今回は、そのような視点でいくつかの方法を紹介します。

a. 口腔内の細菌数測定装置「細菌カウンタ」の活用

　2012年、口腔内の細菌数を簡単な操作で、短時間に、高精度に測定できる細菌数測定装置「細菌カウンタ」（パナソニック ヘルスケア）が開発・発売されました。

細菌検出技術 DEPIM（DiElectro Phoretic Impedance Measurement：誘電泳動で液体中の細菌を電極に捕集させ、インピーダンスの変化を計測して液体 mL 中の細菌濃度〔cfu/m〕に換算して評価）により、約1分で培養法と同等の細菌数測定結果を得ることができます。誰でも簡単に操作でき、かつ、コンパクトサイズのため、さまざまな現場で使用が可能です。**図1**に測定の流れを示します。

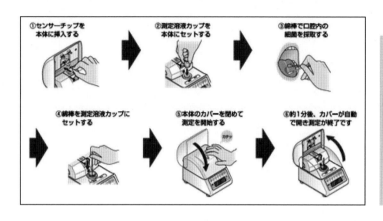

図1　細菌カウンタの使用方法（パナソニック ヘルスケア ホームページより転載）
細菌の採取法は、対象者により異なるが、無歯顎の患者でも採取可能な部位にて同様な方法を用いる必要があり、具体的には、舌下に綿棒を 10 秒間接触させる方法や、舌の上から圧を一定にして 10 回スワブする方法などが用いられている。

b. 唾液吐出液を用いた濁度検査の活用

さらに簡便な方法として、石川らの研究[1]により総菌数と相関性が認められた唾液吐出液の濁度検査を用いることも可能です（**図2**）。

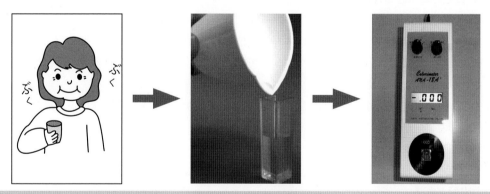

図2　唾液吐出液を用いた濁度検査
①蒸留水を3mL 計り、紙コップ（小）に入れる。紙コップの水を口に含み、左右に 10 回程度水を動かし、同じ紙コップに吐き出す（唾液吐出液）。
②セルのふたを外し、紙コップの先を軽くつぶして、唾液吐出液をプラスチックセルに入れふたをして、前後に振って撹拌する。
③光電比色計（ANA-18A⁺、東京光電）用いて 660nm の吸光度より測定する。

測定結果の評価については、5 〜 90 歳の 1,403 名の検査結果から、65 歳以上の高齢者 411 名の濁度の平均値は 0.307 ± 0.230 であり、加齢とともに平均値は高くなりますが、現時点では、OD=0.24 未満は「清潔」、0.24 〜 0.47 未満は「やや汚れている」、0.46 以上は「汚れている」として評価しています。評価基準については、今後さらに検討を要しますが、初回検査と介入

後の比較については、濁度の値の変化から評価が可能です。

＜菌数と濁度の相関性＞

　簡易な口腔清潔度検査法を開発する目的で、職域成人287名（平均年齢40.8 ± 9.6歳）を対象に、口腔内を洗口した唾液吐出液中（3 mLの蒸留水を10秒間軽くリンスした吐出液）の総菌数（Real-Time PCR法）と濁度（光電比色計 ANA-18A⁺を用いて660nmの吸光度より測定）との関連性を検討した結果、吐出液中の総菌数は濁度と高い相関性を示した（相関係数0.750）との報告があります[1]。

c．カンジダ検査の活用

　筆者らは、口腔清掃状態の指標の一つとしてBDクロムアガーカンジダ寒天培地（日本ベクトン・ディッキンソン）を活用しています（図3）。また、筆者らの活動では、真菌であるカンジダ菌の選択培地を活用して、口腔衛生管理の効果を確認しています（図4）。しかし、初回検査でカンジダが検出されない対象者も存在するため、全ての患者を対象とした指標とするには課題があります。

　具体的な活用方法は、舌正中溝の左右から滅菌綿棒を使用し、回転しながら10回ずつ100g程度の圧でスワブし、BDクロムアガーカンジダ寒天培地に塗沫後、37℃48時間好気培養し、総コロニー数を測定します。

（2）口腔乾燥状態の指標
a．口腔水分計ムーカス®の活用

　口腔水分計ムーカス®（ライフ）は、口腔粘膜の乾燥状態を数値化できます。患者の意識状態や全身状態にかかわらず、2秒で測定が可能であり、コンパクトなため持ち運びが容易です（図5）。

　検査について、福島らは、口腔粘膜湿潤度の日内変動に規則性はみられなかったが、5分間程度の身体的・精神的安静状態を設定することにより、再現性のある測定値が得られることを報告しています[2]。

　判定の目安は、測定値27 ～ 31を境界域とし、27未満の場合は口腔内が乾燥状態であることが疑われます。

b．唾液湿潤度検査紙の活用

　口腔乾燥症の検査としては、安静時または刺激時の唾液の分泌状態、粘膜湿潤度、唾液の物性など種々提案されていますが、ガムテストなどによる刺激唾液量の検査を用いると、安静時の口腔乾燥症状を客観的に評価できない場合もあります。また、要介護者にとっては、咀嚼法や吐唾法といった口腔機能に依存する検査については、実施そのものが不可能な場合もあります。そこで、口腔乾燥度を安全で簡便に、かつ客観的に評価するために、口腔粘膜上に貯留する安静時唾液量を評価する方法として、唾液湿潤度検査紙（KISO-Wet Tester No. 1，KISOサイエンス）が開発されています（図6）。

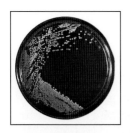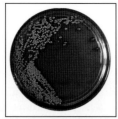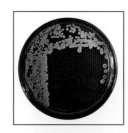

図3　BD クロムアガーカンジタ寒天培地による各種カンジダ菌の培養例（BD Biosciences より提供）

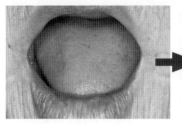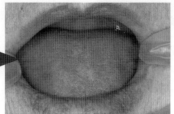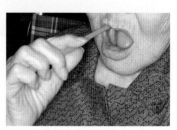

義歯清掃と含嗽のみ（4月）　　　粘膜ブラシによる清掃介入後（自立者・実施）（8月）

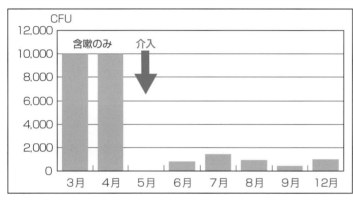

図4　特別養護老人ホームにおけるオーラルケア介入の効果
粘膜ブラシの活用でカンジダ数が減少した。

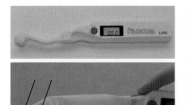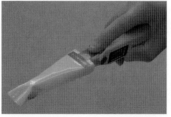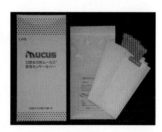

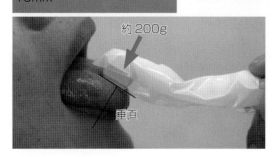

図5　口腔水分計ムーカス®の活用方法
①センサーカバー（右上）をかぶせる（カバーの先端を約 10mm 余らせる）。
②舌を突出した状態で舌背（先端から 10mm の舌背中央部）に垂直に圧接（200g 程度[3]）する。「ピッ」という音で測定が開始され、約2秒で「ピピッ」という音が鳴れば測定終了。
③センサーの圧接角度により生じるはずれ値を除外するため、連続3回測定し、その中央値を測定値とする[3]。

約 200g
垂直
10mm

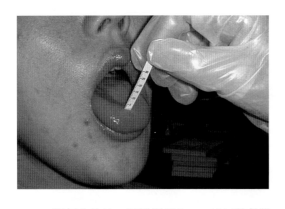

図6 唾液湿潤度検査紙の使用法
①舌尖から約10mmの舌背部を基準部位とし、KISO-Wet Testerを垂直に10秒間、接触・保持後、取り外して湿潤幅を測定する
②測定後、「唾液湿潤度検査紙の判定方法」を参考に判定する

　評価方法は、湿潤幅が0mmは口腔乾燥、1mmは唾液分泌低下、2mmは境界領域、3mm以上はほぼ正常と判定します。

　検査時の注意として、食事後2時間以上経過してから検査すること、検査前30分以内の水分摂取は避けること、検査直前に唾液を飲み込んでから測定することが挙げられています。

2 有効なオーラルケアをめざして

　手術後等で全介助が必要な時期は抵抗力が低下しているため、生命維持や肺炎予防を目指した有効なオーラルケアが望まれます。口腔内微生物は肉眼では確認できないため、現在のオーラルケア法が有効かどうかは、検査を行って確認する必要があります。医療の最前線でオーラルケアを担当するメディカルケアプロフェショナルは、「このケアは有効か？」という視点を忘れてはいけません。

1）口腔清拭より口腔清掃が効果的！

（1）術後の全介助が必要な患者の口腔清掃の考え方

　手術後などで全介助が必要な患者の口腔清掃に際して最も重要なことは、清掃中の水や唾液の誤嚥防止です。これは、時として生命に危険を及ぼす事態になりかねません。また、特に抵抗力が低下した患者では、口腔内微生物が誤嚥性肺炎をはじめとする各種全身疾患のリスクとなることが明らかとなっており[4]、その予防を考慮した口腔内微生物のコントロールが重要です。このためには、安全で、有効な口腔清掃を行うことが大切です。また、患者への負担が少ない姿勢で、できるだけ短時間に口腔清掃を行うために、あらかじめ十分な準備を整えておくことも大切なポイントです。

（2）口腔清拭の限界

　全身的な衰弱が激しく、主に急性期や終末期の要介護者で、口腔内に創があるなど口腔清掃ができない場合には、巻綿子、ガーゼ、スポンジブラシなどで口腔内を拭き取る「口腔清拭」が行われることもあります。この際、巻綿子、ガーゼ、スポンジブラシなどは水や清拭剤で濡らしますが、誤嚥しないように絞ってから使用します。

　また、全介助が必要な患者に対しては誤嚥のリスクを考えて、歯の有無にかかわらず「口腔清拭」が行われている場合が多くあります。近年では、歯がある場合には、「口腔清拭」だけではプラークの除去は困難であることから、吸引器を利用した歯ブラシの使用が広がりつつありますが、無歯顎や少数歯の場合には依然として口腔清拭を行っている場合も少なくありません。しかしながら、舌表面や口腔粘膜の微細な凹凸の特徴を考慮すると、清掃が可能な場合は、できるかぎり粘膜ブラシなどの軟らかいブラシを使用した「口腔清掃」を行うことが有効です。

（3）口腔清拭より口腔清掃が効果的な根拠は？

　著者らは、全介助が必要な高齢者の口腔清掃法の細菌学的検討を行いました。

①目的

　全介助が必要な患者や高齢者のための安全で効果的な口腔清掃法の開発を目的に、口腔清拭と口腔清掃の比較を行いました。

②対象

　札幌市の某介護療養型医療施設（918床）に入院中で、口腔清掃に全介助が必要であり、これまで、ガーゼによる清拭が行なわれていた要介護者8名（男性4名、女性4名、平均年齢79 ± 9.15歳）。

③方法

　従来から「清拭」を継続してきた対象者の現状を把握するために、口腔乾燥度の評価（唾液湿潤度検査）ならびにう蝕原性菌量の判定（CRT bacteria キットによる Mutans 連鎖球菌数〔以下、MS〕および乳酸桿菌数〔以下、LB〕）を行った。その後、有歯顎者（4名）には歯ブラシ、無歯顎者（4名）には粘膜ブラシを使用した清掃を行い、1カ月後、12カ月後に同様の調査を行いました。

④結果

　清掃実施12カ月後（対象者は5名に減少）では、すべての対象者の口腔乾燥度、MS および LB の改善がみられました（**図1**）。

　今回の検討は対象者数が少ないですが、臨床現場で微生物の変化を確認しながら口腔清掃の支援を行っていると、スポンジブラシやガーゼなどによる清拭から歯ブラシや粘膜ブラシによる清掃に変更することで微生物の減少が容易に確認できます。

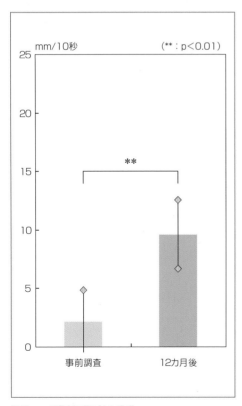

図1a　唾液湿潤度の変化

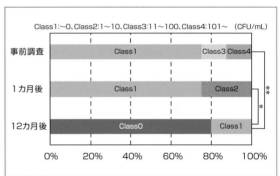

図1b　Mutans レンサ球菌の変化

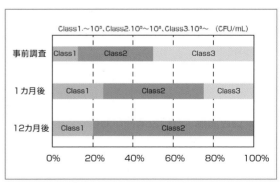

図1c　乳酸桿菌数の変化

2）義歯清掃は３ステップの最後が肝心

（1）義歯清掃の過程とその意義

　　皆さんは義歯洗浄剤を、毎日使用するように勧めていますか？　義歯洗浄の後、しっかり物理的清掃をするように勧めていますか？　義歯洗浄は、物理的にも化学的にも清掃を徹底することが必要です（図2）。

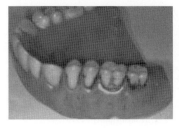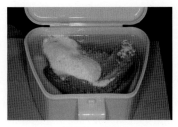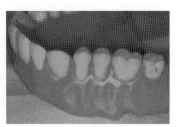

ステップ②
義歯洗浄剤で化学的清掃

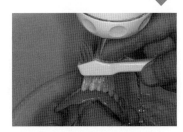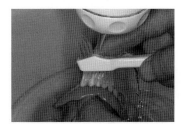

ステップ①　　　　　　　　　　　　　　　　　　　　　　　ステップ③
義歯ブラシで物理的清掃　　　　　　　　　　　　　　　　　義歯ブラシで物理的清掃

図2　義歯清掃の過程
ステップ①義歯ブラシを使用した物理的清掃
　　　　　義歯ブラシを用いて、義歯表面の粘着性のあるバイオフィルムを物理的に取り除き、次に行う化学的な洗浄効果を高める。
ステップ②義歯洗浄剤を使用した化学的清掃
　　　　　義歯洗浄剤を用いて、義歯表面に残された微生物を洗浄・殺菌する。併せて、色素による汚れや義歯表面に強固に付着したバイオフィルムの結合を弱め、物理的に除去しやすくする。
ステップ③再度、義歯ブラシを使用した物理的清掃
　　　　　除去しやすくなったバイオフィルムを物理的に徹底除去する。

（2）義歯清掃法の各過程における細菌学的な評価

　　介護が必要な患者や高齢者では、往々にして抵抗力が低いため、口腔内のカンジダ菌が増加することが報告されています。カンジダ菌が多数検出されるような義歯は、微生物による汚染が進んでいると考えられますが、どのように除菌すればよいのか、義歯洗浄剤は週何回くらい使用すればよいのか、といった疑問に答えるために、次のような検討を行いました。

（3）義歯の物理的および化学的清掃による除菌効果に関する研究[5]

①目的

　義歯清掃の各過程における偏性嫌気性菌（総菌数）およびカンジダ菌数を指標に、臨床的な視点から除菌効果を確認しました。

②対象

　東京都の特別養護老人ホーム入所者5名（総義歯を常用している高齢者17名中、予備調査でカンジダが検出された11名のうち、本人および家族の了解が得られた要介護高齢者、80〜89歳）を対象に検討を行いました。

③方法

　昼食後、対象者から義歯を借り、水洗をしないまま、ただちに以下の検査を行いました。

・義歯表面の細菌（偏性嫌気性菌）の検査

　上顎義歯床粘膜面に内径6mmのビニールパッチを貼り、細菌採取面の面積（28mm^2）を規定した。植毛部をU字型に屈曲させた滅菌歯間ブラシを用い、細菌採取面から付着細菌を滅菌リン酸緩衝10mL中に採取しました。その後、クールボックスに入れて持ち帰り、嫌気グローブボックス内でBHI血液寒天培地に接種し、37℃にて10日間嫌気培養後、コロニー数を計測して、CFUs/mLを求めました。

・義歯表面のカンジダ菌の検査

　カンジダ菌の検査は、同じく上顎義歯床粘膜面（偏性嫌気性菌の検査に用いたビニールパッチを貼付した部位は除く）から滅菌綿棒を用い、回転しながら10回ずつスワブし、BDクロムアガーカンジダ寒天培地（日本ベクトン・ディッキンソン）に塗抹しました。その後、37℃にて48時間培養後、カンジダ菌のコロニーの色調と形態を基に菌種を推定し、コロニー数を計測しました。

・菌採取の時期

　菌採取は、清掃前、ステップ①「滅菌義歯ブラシによる物理的清掃後」、ステップ②「義歯洗浄剤による化学的清掃（15分）後」、ステップ③「再度物理的清掃後」に行いました（**図3**）。

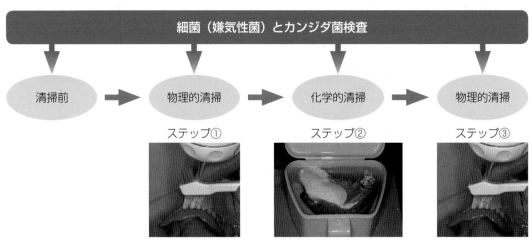

図3　義歯清掃による除菌効果の調査方法（義歯清掃の過程と検査の時期）

④結果

・義歯清掃の各過程（ステップ）における偏性嫌気性菌（総菌数）の変化

　義歯清掃の各過程において検出された偏性嫌気性菌（総菌）数（個人別）を**図4**に示した。義歯ブラシによる物理的清掃により検出細菌数は減少傾向を示し、さらに、義歯洗浄剤による化学的清掃後には細菌は検出されなかった。このことにより、義歯表面を清潔に保つためには、義歯ブラシによる物理的清掃のみでは不十分であり、化学的清掃を組み合わせることが有効であることが確認された。

・義歯清掃の各過程（ステップ）におけるカンジダ菌数の変化

　義歯清掃の各過程において検出されたカンジダ菌数（個人別）を**図5**に示した。カンジダ菌が最初の物理的清掃後も 10^3 以上検出された義歯は、その後の「化学的清掃⇒再度物理的清掃」を行っても、減少傾向は示すものの完全に除去することはできなかった。

　以上の結果から、歯周病菌などの偏性嫌気性菌は化学的清掃までの過程で除菌できますが、一定量以上のカンジダ菌が検出された義歯では、ステップ①〜③までの義歯清掃を行っても、1回の義歯清掃では除菌しきれない可能性のあることが明らかとなりました。特に、ステップ②までの化学的洗浄により、結合が脆弱化したバイオフィルムの除去を確実に行うためには、単なる水洗ではなく、ステップ③における義歯ブラシを用いた再度の物理的清掃を丁寧に行うことが重要であると考えられます。

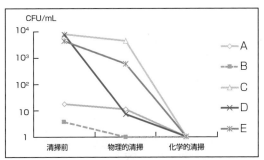

図4　個人別の義歯清掃過程ごとの検出菌数（嫌気性菌）の変化

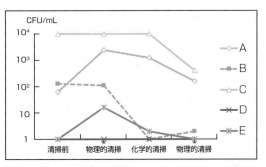

図5　個人別の義歯清掃過程ごとの検出カンジダ菌数の変化

（4）義歯内部への微生物の侵入

・走査型電子顕微鏡による義歯床欠陥部内への侵入細菌の観察[6]

①目的

　義歯清掃の各過程におけるカンジダ菌の除菌効果を検討した結果、1回の義歯清掃では除菌されなかったことから、義歯内部への口腔内微生物の侵入について調査しました。

②対象

　新潟大学歯学部附属病院来院患者の新義歯作製によって不要となった、長期間使用した旧義歯。

③方法

　長期間使用した義歯を人工歯‐床接合部で破断させ、走査型電子顕微鏡により細菌の内部侵

入状況を観察しました。

④結果

走査型電子顕微鏡による義歯の人工歯 - 床接合部にみられた裂隙内部の観察では、多数の細菌の存在が明らかになりました。義歯の亀裂に侵入した多数の微生物がバイオフィルムを形成しており、1回の義歯清掃では表面のバイオフィルムしか除菌でき

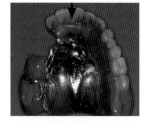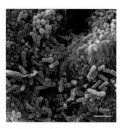

図6 長時間使用した義歯の亀裂に入り込んだ口腔内微生物

ないと考えられました（**図6**）。長期間使用している義歯については、日々の確実かつ丁寧な清掃が重要であることが示唆されました。

（5）毎日の義歯および粘膜清掃の必要性

・毎日の義歯および粘膜清掃の効果[7]

①目的

継続的に義歯および粘膜清掃を行った場合の効果を検討しました。

②対象

東京都の特別養護老人ホーム入所者6名（無歯顎で義歯を常用しており、予備調査で義歯および粘膜からカンジダ菌が検出され、かつ本調査への参加に同意が得られた要介護者高齢者、69〜93歳）

③方法

月曜日から金曜日までの5日間、毎日の義歯および粘膜清掃を行い、土曜日と日曜日の2日間は清掃を中断しました。さらに次の7日間についても、同様の清掃を行いました（**図7**）。手技を統一するために今回は歯科衛生士が実施しました。

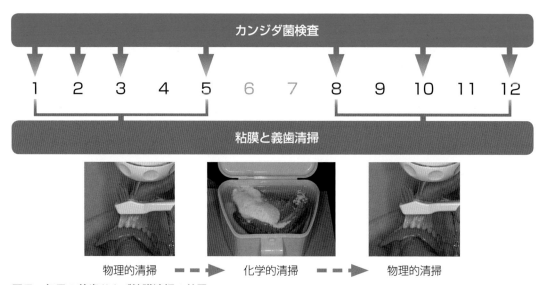

図7 毎日の義歯および粘膜清掃の効果

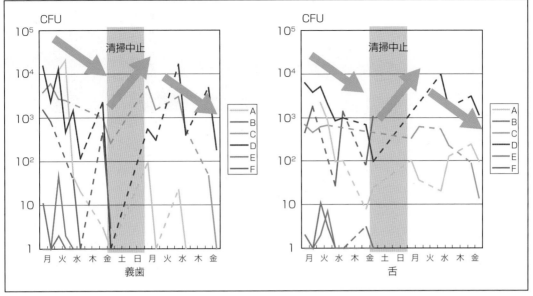

図8　個人別検出カンジダ菌数の変化

④結果

　5日間にわたる毎日の清掃により、義歯および粘膜（舌）のカンジダ菌数は減少しました。しかし、清掃を土・日曜日の2日間中断すると、カンジダ菌数は増加し、その後、月曜日から再度、清掃を開始し、金曜日まで継続することにより、再び減少しました（**図8**）。

　以上の結果から、カンジダ菌が検出された高齢者には、義歯清掃および粘膜清掃を毎日継続して行うことが重要であることが明らかとなりました。なお、カンジダ菌検査が困難な場合でも、対象者が高齢でかつ抵抗力が低下していると思われる場合は、カンジダ菌が増殖している可能性が高いことから、義歯洗浄剤を使用した毎日の義歯清掃および粘膜清掃がきわめて重要であると推察されます。

参考文献

１．周術期等における口腔機能管理のための客観的なアセスメントをめざして

1) 石川正夫ほか：洗口吐出液中のアンモニア濃度および濁度を指標とした口腔清潔度検査について．口腔衛生会誌 59：93-100，2009.

2) 福島洋介ほか：健常人における口腔粘膜湿潤度の時間的変動に関する実験的検討．日本口腔粘膜学会誌 15（1）：15-21，2009.

3) 福島洋介ほか：口腔水分計の至適測定方法に関する実験的検討．日本口腔粘膜学会誌 13（1）：16-25，2007.

２．有効なオーラルケアをめざして

4) Yoneyama T. et al.：Oral care and pneumonia．The Lancet 354：515，1999.

5) 武井典子ほか：義歯の物理的および化学的清掃による除菌効果に関する研究．口腔衛生学会誌 50（4）：550-551，2000.

6) Takei N. et al.：Efficacy of a New Oral Mucosa Brush for Dependent Elderly．J Dent Res Special lssue（IADR Abstracts）：595，27-30，2001.

7) Takei N. et al.：Order-made Oral Care for the Elderly based on an Assessment of their Independence and Oral Condition（Ⅲ）Efficacy of Oral Mucosa and Denture Cleaning for the Edentate Dependent Elderly．J Jpn Gerodont 18：134-138，2003.

メモ

資料編

資料編の使い方

1）収録している資料について

次ページからは現場ですぐに使える資料をまとめた資料集になっています。

以下の「掲載資料の一覧」を参考のうえ、ぜひ現場でご活用ください。

・掲載資料一覧

Ⓐ診療情報提供書（術前）、Ⓐ'診療情報提供書（術後）

Ⓑ周術期等口腔機能管理計画書

Ⓒ周術期等口腔機能管理報告書（術前）、Ⓒ'周術期等口腔機能管理報告書（術後）

Ⓓ返書

ⓐ同意書

ⓑ患者への報告書（初回）

ⓒ患者への報告書（2回目以降）

ⓓ看護師用の口腔内アセスメント表

Ⓐ患者への説明用資料（主治医よりの説明用）

「治療前の歯科口腔外科受診のお勧め」

Ⓑ周術期等患者への説明用資料

「手術前後のお口の健康管理」

Ⓒ化学療法・放射線治療患者への説明用資料

「化学療法・放射線治療中のお口の健康管理」

Ⓓ各科外来掲示用ポスター

＊資料の番号は本文内と同じ番号を使用しています。

2）拡大コピー時の注意

この書籍はB5判ですので、A4サイズにしたい場合は「115%」で拡大コピーしてください。

また、永末書店ホームページでもpdf版を掲載していますので、ダウンロードのうえ、ご活用ください。

永末書店ホームページ：https://www.nagasueshoten.co.jp/index.html

3）その他

本資料は読者のみなさんがすぐに周術期等の口腔機能管理を始められるよう、準備したものです。本資料を無断で転載・流布することはご遠慮いただきますよう、お願いいたします。

なお、使用されているコピー機、パソコンの使用方法などについては一切お答えできませんので、何卒ご了承ください。

診療情報提供書

R　　年　　月　　日

歯科医院

先生　御侍史

病院　　　　科

住所

電話

担当医名　　　　　　　印

ふりがな 患者氏名		男・女	生年月日	年　　月　　日生（　　歳）
病　　名				
紹 介 目 的	いつもお世話になっております。 　当科にて上記病名に対し治療を予定しております患者さんですが、治療を実施する前に、周術期等口腔機能管理を貴院にて開始して頂きたく、紹介させて頂きます。当科治療実施までに行っておくべきう蝕・歯周病等の歯科処置およびオーラルケアを行って頂ければ、幸いに存じます。お忙しいところ、誠に申し訳ございませんが、何卒、御高診御加療の程、よろしくお願い申し上げます。			

□手　　術	□実施　（手術名		、	年　　月　　日）
	□予定　（手術名		、	年　　月　　日）
	□未定			

□化学療法	□実施　（　　年　　月　　日　〜　　年　　月　　日）
	□予定　（　　年　　月　　日　〜　　年　　月　　日）
	□未定

□放射線療法	□実施　（　　年　　月　　日　〜　　年　　月　　日）
	□予定　（　　年　　月　　日　〜　　年　　月　　日）
	□未定
	照射部位：口腔含む・含まない　照射量：_____回_____Gy

□骨代謝回転 　抑制剤 （BP製剤等）	□実施　（　　年　　月　　日　〜　　年　　月　　日）
	□予定　（　　年　　月　　日　〜　　年　　月　　日）
	□未定
	薬剤名：

□現在の処方	

□備　　考 （歯科治療上 の問題点 ・注意点等）	

診療情報提供書

R　　年　　月　　日

歯科医院

先生　御侍史

病院　　　　科

住所

電話

担当医名　　　　　　　　印

ふりがな 患者氏名		男・女	生年月日	年　　　月　　　日生（　　　歳）
病　　名				

紹 介 目 的	いつもお世話になっております。 　当科にて上記病名に対し治療を実施致しました患者さんですが、その後の周術期等口腔機能管理を貴院にてお願い致したく、紹介させて頂きます。今後、必要な歯科治療及びオーラルケアを行って頂ければ幸いに存じます。お忙しいところ、誠に申し訳ございませんが、何卒、御高診御加療の程、よろしくお願い申し上げます。

□手　　術	□実施　（手術名　　　　　　　　　　　　　　　、　　　　年　　　月　　　日　） □予定　（手術名　　　　　　　　　　　　　　　、　　　　年　　　月　　　日　） □未定

□化 学 療 法	□実施　（　　　年　　　月　　　日　～　　　年　　　月　　　日　） □予定　（　　　年　　　月　　　日　～　　　年　　　月　　　日　） □未定

□放射線療法	□実施　（　　　年　　　月　　　日　～　　　年　　　月　　　日　） □予定　（　　　年　　　月　　　日　～　　　年　　　月　　　日　） □未定 照射部位：口腔含む・含まない　照射量：＿＿＿＿＿＿回＿＿＿＿Gy

□骨代謝回転 　抑制剤 （BP 製剤等）	□実施　（　　　年　　　月　　　日　～　　　年　　　月　　　日　） □予定　（　　　年　　　月　　　日　～　　　年　　　月　　　日　） □未定 薬剤名：

□現在の処方	

□備　　考 （歯科治療上 　の 問 題 点 　・注意点等）	

Ⓑ

手術・化学療法・放射線療法・その他（　　　　　　　　）／　外来・入院　／　主診療科＿＿＿＿＿＿＿

周術期等口腔機能管理計画書　実施日R　　年　　月　　日（　　）　□男　□女

患者ID＿＿＿＿＿＿＿　　患者氏名＿＿＿＿＿＿＿＿　　生年月日＿＿＿＿＿＿＿（　　歳

（Ⅰ・Ⅱ）手術日R　　年　　月　　日　　（術前・術後）　手術名＿＿＿＿＿＿＿＿＿＿

（Ⅲ）化学療法・放射線療法　開始日R　　年　　月　　日　～　終了日R　　年　　月　　日　□開始日未

［口腔疾患］

D…未処置歯　M…萌出なし・欠損　F…処置歯　Br…ブリッジ　PD…部分義歯　FD…総義歯　IM…インプラント　健全歯は記なし

歯・義歯の状態				
8 7 6 5 4 3 2 1		1 2 3 4 5 6 7 8		
8 7 6 5 4 3 2 1		1 2 3 4 5 6 7 8		

粘　　　膜	□ピンクでスティップリングがある・しっかりしている	□浮腫がある・赤みを伴うことがある	□自然な出血がある・圧すると出血する

口内炎所見	□なし

□あり	□粘膜の紅斑
	□斑状潰瘍または偽膜
	□融合した潰瘍または偽膜；わずかな外傷で出血
	□組織壊死；顕著な自然出血；生命を脅かす症状がある

口内炎症状の程度	□なし

□あり	□わずかな症状で摂食に影響なし
	□症状があるが食べやすく加工した食事を摂取し嚥下することはできる
	□症状があり、十分な栄養や水分摂取ができない
	□生命を脅かす症状がある

歯や歯肉の痛み	□なし		□あり（
現時点での口腔内の問題点	□なし		□あり（
歯　　石	□なし	□少量	□多量
動　揺　歯	□なし	□あり（	
その他（鋭縁など）	□なし		□あり（
歯科治療	□必要なし　□必要あり（　　　　　　　　　　　　　　　　　　　　　　　　　）		

［口腔清掃状態］

歯みがきは1日何回しますか？	□3回以上	□2回	□1回	□0回
歯みがき	□自分で磨く	□部分的に自分で磨く		□自分では磨けない
義歯の着脱	□自分で着脱する	□自分で外すか入れるかのどちらかはする		□自分で全く着脱できない
	□義歯なし			
洗　　口	□ブクブクうがいができる	□水を口に含む程度はできる		□水を口に含むこともできない
食物残渣	□なし	□少量		□多量
歯　垢	□なし	□少量		□多量
舌　苔	□なし	□少量		□多量
口　唇	□滑らかでピンク・潤いがある	□乾いている・ひび割れがある		□潰瘍がある・出血している
義　　歯	□清潔で残渣・プラークがない	□部分的に残渣・プラークがみられる		□義歯全体に残渣・プラークがみられる

［口腔機能］

食事時の唾液量	□十分	□やや不足	□不足	□絶食中
唾 液 の 性 状	□漿液性・サラサラ		□粘性がある・ネバネバ	□唾液が欠乏し確認不可
舌 背 の 状 態	□ピンクで潤いがある・乳頭がしっかりしている		□舌苔がある・乳頭が失われている・テカリがある・赤みがある	□水泡がある・ひびわれている
口腔乾燥状態の評価	測定値：			□未実施
声	□正常		□低い・擦れる	□会話困難・痛みを伴う
食事中のむせ	□なし	□時々	□毎食	□絶食中
嚥 下	□正常な嚥下		□嚥下時にわずかな痛みを伴う・嚥下困難	□嚥下が全くできない
口 唇 閉 鎖	□可能		□やや困難	□困難
舌 の 動 き	□問題なし		□やや動きにくい	□動きにくい
嚥下機能の精査	□必要なし		□必要あり	

［口腔と全身状態］

この1週間での発熱	□毎日		□時々		□なし	
食 形 態	□絶飲食	□水分のみ可	□常食	□その他（　　　）
1 日 の 食 事 量	□9～10割	□6～8割	□5割以下	□絶食中
食 欲	□9～10割	□6～8割	□5割以下	□絶食中

［歯科保健指導］

現 在 使 用 中 の 口 腔 清 掃 用 具・口 腔 清 掃 補 助 用 具	□歯ブラシ	□歯間ブラシ	□デンタルフロス	□保湿剤
	□電動歯ブラシ	□舌ブラシ	□義歯用ブラシ	□含嗽剤
	□1歯用ブラシ	□粘膜ブラシ	□義歯洗浄剤	□その他（　　　）

歯科保健指導内容

□　口腔清掃の良い習慣がついています。現状を維持しましょう。
□　磨き残しがあります。特に注意して磨きましょう。
　　□歯と歯の間　　□歯と歯肉の境目　　□歯の表面　　□歯の裏面　　□噛み合わせの面
　　□舌　　□被せ物の周囲　　□入れ歯（義歯）　　□粘膜　　□その他（　　　　　　　　　　　　　）
□　歯ブラシを細かく優しく動かしましょう。　　　　□　毎食後磨きましょう。
□　鏡を見ながら磨きましょう。　　　　　　　　　□　1日に1回は時間をかけて丁寧に磨きましょう。
□　口腔内が乾燥しています。□　唾液腺マッサージをしましょう。□　保湿剤を使用しましょう。
□　歯間ブラシを使用しましょう。　　□　舌ブラシを使用しましょう。□　粘膜ブラシを使用しましょう。
□　デンタルフロスを使用しましょう。　　　□　よくうがいをしましょう。
□　義歯が清掃不良です。　　　□　流水のもと、義歯用ブラシでよく洗いましょう。
□　義歯洗浄剤も使用しましょう。　　　□　義歯は外して就寝しましょう。
□　その他　（　　）

［周術期等の口腔機能管理において実施する内容］

□　セルフケア(上記)
□　歯科口腔外科
　　　　　□　う蝕治療　　□　義歯作製・修理　　□　抜歯　　□　歯の固定・マウスガード作製
　　　　　□　専門的口腔清掃　　□　嚥下機能の精査　　□　その他(　　　　　　　　　　　　　　)
□　連携歯科診療所
　　　　　□　う蝕治療　　□　義歯作製・修理　　□　抜歯　　□　歯の固定・マウスガード作製
　　　　　□　専門的口腔清掃　　□　嚥下機能の精査　　　□　その他(　　　　　　　　　　　　　)
□　一部介助（□水や歯ブラシなど口腔清掃用具準備　□声かけ（義歯を外して洗っているか・歯を磨いたか 等）
　　　　　　　□その他（　　　　　　　　　　　　　　　　　　　　　　　　　　　　　　　　　）
□　全介助　（実施内容：　　　　　　　　　　　　　　　　　　　　　　　　　　　　　　　　　）
□　その他（　　　　　　　　　　　　　　　　　　　　　　　　　　　　　　　　　　　　　　　）

歯科医師　　　　　　　　　　　　　　　　　　　　　　歯科衛生士

手術・化学療法・放射線療法・その他（　　　　　　　）/外来・入院/前・中・後/＿＿＿回目　主診療科＿＿＿＿＿

周術期等口腔機能管理報告書　実施日R　　年　　月　　日（　　）□男 □女

患者ID＿＿＿＿＿　患者氏名＿＿＿＿＿＿＿　生年月日＿＿＿＿＿＿（
（I・II）手術日R　　年　　月　　日　手術名＿＿＿＿＿　その他（
（III）化学療法・放射線療法　開始日R　　年　　月　　日 ～ 終了日R　　年　　月　　日　□開始日

[口腔疾患]　　　　　　　　　　　　　　　　　　　　　　　　　　□前回と変化な

D…未処置歯　M…萌出なし・欠損　F…処置歯　Br…ブリッジ　PD…部分義歯　FD…総義歯　IM…インプラント　健全歯は記なし

歯・義歯の状態（特記事項）　□なし		□あり（
粘膜	□ピンクでスティップリングがある・しっかりしている	□浮腫がある・赤みを伴うことがある	□自然な出血がある・圧する出血する
口内炎所見　□なし			
□あり	□粘膜の紅斑		
	□斑状潰瘍または偽膜		
	□融合した潰瘍または偽膜；わずかな外傷で出血		
	□組織壊死；顕著な自然出血；生命を脅かす症状がある		
口内炎症状の程度　□なし			
□あり	□わずかな症状で摂食に影響なし		
	□症状があるが食べやすく加工した食事を摂取し嚥下することはできる		
	□症状があり、十分な栄養や水分摂取ができない		
	□生命を脅かす症状がある		
歯や歯肉の痛み	□なし		□あり（
現時点での口腔内の問題点	□なし		□あり（
歯石	□なし	□少量	□多量
動揺歯	□なし	□あり（	
その他（鋭縁など）	□なし		□あり（
歯科治療	□必要なし　□必要あり（		）

[口腔清掃状態]　　　　　　　　　　　　　　　　　　　　　　　□前回と変化な

歯みがきは1日何回しますか？	□3回以上	□2回	□1回	□0回
歯みがき	□自分で磨く	□部分的に自分で磨く	□自分では磨けない	
義歯の着脱	□自分で着脱する	□自分で外すか入れるかのどちらかはする	□自分で全く着脱できない	
	□義歯なし			
洗口	□ブクブクうがいができる	□水を口に含む程度はできる	□水を口に含むこともできな	
食物残渣	□なし	□少量	□多量	
歯垢	□なし	□少量	□多量	
舌苔	□なし	□少量	□多量	
口唇	□滑らかでピンク・潤いがある	□乾いている・ひび割れがある	□潰瘍がある・出血している	
義歯	□清潔で残渣・プラークがない	□部分的に残渣・プラークがみられる	□義歯全体に残渣・プラークみられる	

[口腔機能]　　　　　　　　　　　　　　　　　　　　　　　　　□前回と変化な

食事時の唾液量	□十分	□やや不足	□不足	□絶食中
唾液の性状	□漿液性・サラサラ	□粘性がある・ネバネバ	□唾液が欠乏し確認不可	
舌背の状態	□ピンクで潤いがある・乳頭がしっかりしている	□舌苔がある・乳頭が失われている・テカリがある・赤みがある	□水泡がある・ひびわれてる	

口腔乾燥状態の評価	測定値：			□未実施
声	□正常	□低い・擦れる		□会話困難・痛みを伴う
食事中のむせ	□なし	□時々	□毎食	□絶食中
嚥　　　　　下	□正常な嚥下	□嚥下時にわずかな痛みを伴う・嚥下困難		□嚥下が全くできない
口　唇　閉　鎖	□可能	□やや困難		□困難
舌　の　動　き	□問題なし	□やや動きにくい		□動きにくい
嚥下機能の精査	□必要なし	□必要あり		

［口腔と全身状態］　　　　　　　　　　　　　　　　　　　　　　　□前回と変化なし

この1週間での発熱	□毎日	□時々		□なし
食　　形　　態	□絶飲食	□水分のみ可	□常食	□その他（　　　　）
1日の食事量	□9〜10割	□6〜8割	□5割以下	□絶食中
食　　　　　欲	□9〜10割	□6〜8割	□5割以下	□絶食中

［歯科保健指導］　　　　　　　　　　　　　　　　　　　　　　　□前回と変化なし

現在使用中の口腔清掃用具・口腔清掃補助用具	□歯ブラシ	□歯間ブラシ	□デンタルフロス	□保湿剤
	□電動歯ブラシ	□舌ブラシ	□義歯用ブラシ	□含嗽剤
	□1歯用ブラシ	□粘膜ブラシ	□義歯洗浄剤	□その他（　　　　）

歯科保健指導内容

□　口腔清掃の良い習慣がついています。現状を維持しましょう。
□　磨き残しがあります。特に注意して磨きましょう。
　　□歯と歯の間　　□歯と歯肉の境目　　□歯の表面　　□歯の裏面　　□噛み合わせの面
　　□舌　　□被せ物の周囲　　□入れ歯（義歯）　　□粘膜　　□その他（　　　　　　　　　）
□　歯ブラシを細かく優しく動かしましょう。　　　　□　毎食後磨きましょう。
□　鏡を見ながら磨きましょう。　　　　　　　　　　□　1日に1回は時間をかけて丁寧に磨きましょう。
□　口腔内が乾燥しています。□　唾液腺マッサージをしましょう。□　保湿剤を使用しましょう。
□　歯間ブラシを使用しましょう。　□　舌ブラシを使用しましょう。□　粘膜ブラシを使用しましょう。
□　デンタルフロスを使用しましょう。　　　□　よくうがいをしましょう。
□　義歯が清掃不良です。　　□　流水のもと、義歯用ブラシでよく洗いましょう。
□　義歯洗浄剤も使用しましょう。　　□　義歯は外して就寝しましょう。
□　その他　（　　　　　　　　　　　　　　　　　　　　　　　　　　　　　　　　　　　）

［周術期等の口腔機能管理において実施する内容］

□　セルフケア（上記）
□　当科
　　　　□　う蝕治療　　□　義歯作製・修理　　□　抜歯　　□　歯の固定・マウスガード作製
　　　　□　専門的口腔清掃　　□　嚥下機能の精査　　□　その他（　　　　　　　　　　　）
□　連携歯科診療所
　　　　□　う蝕治療　　□　義歯作製・修理　　□　抜歯　　□　歯の固定・マウスガード作製
　　　　□　専門的口腔清掃　　□　嚥下機能の精査　　□　その他（　　　　　　　　　　　）
□　一部介助（□水や歯ブラシなど口腔清掃用具準備　□声かけ（義歯を外して洗っているか・歯を磨いたか　等）
　　　　　　　□その他（　　　　　　　　　　　　　　　　　　　　　　　　　　　　　　）
□　全介助　（実施内容：　　　　　　　　　　　　　　　　　　　　　　　　　　　　　　）
□　その他　（　　　　　　　　　　　　　　　　　　　　　　　　　　　　　　　　　　　）

歯科医師　　　　　　　　　　　　　　　　　　　歯科衛生士

診療情報提供書

R　　年　　月　　日

病院
科
先生御侍史

歯科医院

住所
電話
歯科医師名　　　　　　印

ふりがな 患者氏名		男・女	生年月日	年　　月　　日生（　　歳）
病　　名				
紹介目的	いつもお世話になっております。 　貴院より紹介頂きました患者さんにつきまして、同封の口腔機能管理計画書に基づき、周術期等口腔機能管理を実施致しました。 　ご紹介ありがとうございました。今後ともよろしくお願い申し上げます。			
備　　考				

周術期等口腔機能管理同意書

担当医
印

R 　年　　　月　　　日

院長殿

患者氏名 _____ .
生年月日 　　　　　　　年　　　月　　　日生

患者 注1	ふりがな 氏名	（患者との続柄） 印
	住所	〒
親族 注2 (後見人等)	ふりがな 氏名	（患者との続柄） 印
	住所	〒

　私は、このたび口腔機能管理についての必要性の説明を担当医より受け、内容を十分に理解し歯科口腔外科もしくは歯科診療所において、必要と認められる診療および検査や処置を受けることを承諾致します。

患者の欄は、本人が記入して捺印して下さい。ただし、病状により本人が記入できないときは、代筆し患者印を捺印して下さい。
患者が、未成年者又は意識障害者等については、その親族、後見人、扶養義務者等が記入し捺印して下さい。

ID＿＿＿＿＿＿＿　　患者氏名＿＿＿＿＿＿＿＿＿＿＿＿　　実施日　**R**　　年　　月　　日

周術期等口腔機能管理報告書（患者用）初回

①歯	□症状なし □時々痛む　□時々しみる　□その他(　　　　　　　　　　　　) □疼痛がある
②歯肉	□症状なし □違和感がある　□発赤　□血がにじむ　□その他(　　　　　　　　) □疼痛がある　□膿の味がする　□腫れている
③口腔粘膜	□症状なし □触れると痛む箇所がある　□しみる箇所がある　□その他(　　　　　　) □常に疼痛がある　□出血する
④義歯	□義歯なし　□良好に使えている □少しゆるいが使えている　□持っているが使っていない　□その他(　　　) □義歯が合わない
⑤口腔清掃状態	□口腔内に汚れなし □口腔内の一部に汚れが残っている　□その他(　　　　　　　　) □口腔内に多量の汚れがある
⑥口腔乾燥	□乾燥なし □乾燥の自覚がある　□その他(　　　　　　　　　　) □食事や会話が困難なほどの乾燥がある
⑦口腔機能	□声や摂食に問題がない □声がかすれる　□時々食事中にむせる　□その他(　　　　　　) □会話困難　□毎回食事中にむせる

［歯科保健指導］

現在使用中の 口腔清掃用具 口腔清掃補助用具	□歯ブラシ □電動歯ブラシ □１歯用ブラシ	□歯間ブラシ □舌ブラシ □粘膜ブラシ	□デンタルフロス □義歯用ブラシ □義歯洗浄剤	□保湿剤 □含嗽剤 □その他(　　　)

歯科保健指導内容

□　口腔清掃の良い習慣がついています。現状を維持しましょう。
□　磨き残しがあります。特に注意して磨きましょう。
　　　□歯と歯の間　　□歯と歯肉の境目　　□歯の表面　　□歯の裏面　　□噛み合わせの面
　　　□舌　　　□被せ物の周囲　　　□入れ歯(義歯)　　　□口腔粘膜
　　　□その他（　　　　　　　　　　　　　　　　　　　　　　　　　　　）
□　歯ブラシを細かく優しく動かしましょう。　　　□　毎食後磨きましょう。
□　鏡を見ながら磨きましょう。　　　　　　　□　１日に１回は時間をかけて丁寧に磨きましょう。
□　口腔内が乾燥しています。□　唾液腺マッサージをしましょう。□　保湿剤を使用しましょう。
□　歯間ブラシを使用しましょう。　□　舌ブラシを使用しましょう。□　粘膜ブラシを使用しましょう。
□　デンタルフロスを使用しましょう。　　　□　よくうがいをしましょう。
□　義歯が清掃不良です。　　□　流水のもと、義歯用ブラシでよく洗いましょう。
□　義歯洗浄剤も使用しましょう。　　□　義歯は外して就寝しましょう。

［周術期等の口腔機能管理において実施する内容］

□　セルフケア(上記)
□　歯科口腔外科
　　　　　□　う蝕治療　　□　義歯作製・修理　　□　抜歯　　□　歯の固定・マウスガード作製
　　　　　□　専門的口腔清掃　　□　嚥下機能の精査　□　その他(　　　　　　　　)

□　連携歯科診療所
　　　　　□　う蝕治療　　□　義歯作製・修理　　□　抜歯　　□　歯の固定・マウスガード作製
　　　　　□　専門的口腔清掃　　□　嚥下機能の精査　□　その他(　　　　　　　)

□　一部介助　(□水や歯ブラシなど口腔清掃用具準備　□声かけ（義歯を外して洗っているか・歯を磨いたか 等）
　　　　　　　　□その他（　　　　　　　　　　　　　　　　　　　　）
□　全介助　(実施内容：　　　　　　　　　　　　　　　　　　　)
□　その他（　　　　　　　　　　　　　　　　　　　　　　）

歯科医師＿＿＿＿＿＿＿＿＿＿＿　　　　歯科衛生士＿＿＿＿＿＿＿＿＿＿＿＿＿＿＿

周術期等口腔機能管理報告書（患者用）2回目以降

①口腔清掃状態	□口腔内に汚れなし
	□口腔内の一部に汚れが残っている　　□その他(　　　　　　　　　　　　　　)
	□口腔内に多量の汚れがある
②口腔乾燥	□乾燥なし
	□乾燥の自覚がある　　□その他(　　　　　　　　　　　　　　)
	□食事や会話が困難なほどの乾燥がある
③口腔機能	□声や摂食に問題がない
	□声がかすれる　　　□時々食事中にむせる　　□その他(　　　　　　　　)
	□会話困難　　□毎回食事中にむせる

［歯科保健指導］

現在使用中の	□歯ブラシ	□歯間ブラシ	□デンタルフロス	□保湿剤
口腔清掃用具	□電動歯ブラシ	□舌ブラシ	□義歯用ブラシ	□含嗽剤
口腔清掃補助用具	□1歯用ブラシ	□粘膜ブラシ	□義歯洗浄剤	□その他(　　　)

歯科保健指導内容
- □　口腔清掃の良い習慣がついています。現状を維持しましょう。
- □　磨き残しがあります。特に注意して磨きましょう。
  - □歯と歯の間　　□歯と歯肉の境目　　□歯の表面　　□歯の裏面　　□噛み合わせの面
  - □舌　　　□被せ物の周囲　　　□入れ歯(義歯)　　　□口腔粘膜
  - □その他（　　　　　　　　　　　　　　　　　　　　　　　　　　　　　　）
- □　歯ブラシを細かく優しく動かしましょう。　　　□　毎食後磨きましょう。
- □　鏡を見ながら磨きましょう。　　　　　□　1日に1回は時間をかけて丁寧に磨きましょう。
- □　口腔内が乾燥しています。□　唾液腺マッサージをしましょう。□　保湿剤を使用しましょう。
- □　歯間ブラシを使用しましょう。　　□　舌ブラシを使用しましょう。□　粘膜ブラシを使用しましょう。
- □　デンタルフロスを使用しましょう。　　　□　よくうがいをしましょう。
- □　義歯が清掃不良です。　　　□　流水のもと、義歯用ブラシでよく洗いましょう。
- □　義歯洗浄剤も使用しましょう。　　□　義歯は外して就寝しましょう。
- □　その他　（　　　　　　　　　　　　　　　　　　　　　　　　　　　　　）

［周術期等の口腔機能管理において実施する内容］

- □　セルフケア(上記)
- □　歯科口腔外科
  - □　う蝕治療　　□　義歯作製・修理　　□　抜歯　　□　歯の固定・マウスガード作製
  - □　専門的口腔清掃　　　□　嚥下機能の精査　□　その他(　　　　　　　　)

- □　連携歯科診療所
  - □　う蝕治療　　□　義歯作製・修理　　□　抜歯　　□　歯の固定・マウスガード作製
  - □　専門的口腔清掃　　　□　嚥下機能の精査　　□　その他(　　　　　)

- □　一部介助（□水や歯ブラシなど口腔清掃用具準備　□声かけ（義歯を外して洗っているか・歯を磨いたか 等）
  - □その他（　　　　　　　　　　　　　　　　　　　　　　）
- □　全介助　（実施内容：　　　　　　　　　　　　　　　　　　）
- □　その他（　　　　　　　　　　　　　　　　　　　　　　）

歯科医師_____　　　歯科衛生士_____

口腔内アセスメント表(看護師用)

①歯	□症状なし	チェック1
	□時々痛む　□時々しみる　□その他(　　　　　　　　　　)	チェック2
	□疼痛がある	チェック3
②歯肉	□症状なし	チェック1
	□違和感がある　□発赤　□血がにじむ　□その他(　　　　)	チェック2
	□疼痛がある　□膿の味がする　□腫れている	チェック3
③口腔粘膜	□症状なし	チェック1
	□触れると痛む箇所がある　□しみる箇所がある □その他(　　　　　　　　　　)	チェック2
	□常に疼痛がある　□出血する	チェック3
④義歯	□義歯なし　□良好に使えている	チェック1
	□少しゆるいが使えている　□持っているが使っていない □その他(　　　　　　　　)	チェック2
	□義歯が合わない	チェック3

1つでもチェック3がある　→　歯科口腔外科への受診を勧めましょう

1つでもチェック2がある　→　継続するなら、歯科口腔外科への受診を勧めましょう

すべてのチェックが1のみ　→　口腔内の状態はおおむね良好です

⑤口腔清掃状態	□口腔内に汚れなし	チェック1
	□口腔内の一部に汚れが残っている　□その他(　　　　　)	チェック2
	□口腔内に多量の汚れがある	チェック3
⑥口腔乾燥	□乾燥なし	チェック1
	□乾燥の自覚がある　□その他(　　　　　　　　)	チェック2
	□食事や会話が困難なほどの乾燥がある	チェック3
⑦口腔機能	□声や摂食に問題がない	チェック1
	□声がかすれる　□時々食事中にむせる □その他(　　　　　　　　　)	チェック2
	□会話困難　□毎回食事中にむせる	チェック3

1つでもチェック3がある　→　オーラルケアに関し、歯科口腔外科に相談しましょう

1つでもチェック2がある　→　それぞれのオーラルケアの手法を再検討しましょう

すべてのチェックが1のみ　→　オーラルケアは良好です、このままのケアを継続しましょう

看護師 _____

治療前の歯科口腔外科受診のお勧め
～治療前からお口の管理が大切です！～

当病院では、治療によって起こるお口のトラブルを予防し、
治療が円滑に進むよう、治療開始前から歯科口腔外科の受診を勧めています。

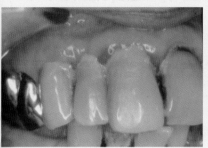
不潔なお口

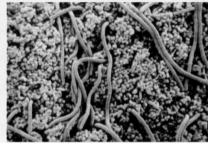
お口の中の菌

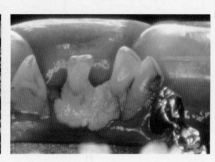
多量の歯石（石灰化した菌の塊）

お口の中は菌が多く繁殖している場所です。
このため、治療前からお口の菌数をできるだけ減らしておくことが大切です。
また、お口の状態は、治療中やその後の全身の回復にも影響があります。

お口の管理によるメリット

★口腔内細菌による手術部位感染、病巣感染の予防

★手術の外科的侵襲や薬剤投与等による免疫力低下によって起こる病巣感染の予防

★人工呼吸管理時の気管内挿管による歯の破折や脱落の予防

★人工呼吸管理時の気管内挿管による誤嚥性肺炎等の術後合併症の予防

★治療前から口腔内環境を整え、セルフケアしやすい状態を維持する

★治療中などに生じた口内炎（口腔粘膜炎）の二次感染予防

厚生労働省HPより一部抜粋

治療前のお口の管理は、お口全体の検査を行い、
お口の清掃（歯ブラシでは取りきれない部分）とお口に合った清掃法の説明が中心です。
検査の結果、緊急に歯科治療が必要と判断された場合は歯科治療を行います。
また主診療科での治療方針が決定したら、その治療に合わせて歯科口腔外科で
口腔健康管理計画をたて、歯科の介入期間などを決めます。

治療費は医科とは別に歯科受診料がかかりますが、検査を含めすべて保険が適用されます。
請求書も医科とは別になります。
ご理解のほど、よろしくお願いいたします。
ご不明なことがございましたら、いつでもお問い合わせください。

手術前後のお口の健康管理

〜お口のトラブルを予防して治療を円滑に〜

これから手術を受けられる方は、
手術前からのお口の健康（清潔で、よく噛めること）が大切です。

入院治療中に、お口のトラブルによって、おいしく食事ができなくなったり、
楽しく会話ができなくなったりするだけではなく、
熱が出たり、肺炎などにより入院期間が延びたりすることや
入院の主目的である治療自体に支障を来すこともあります。

そこで、手術前からお口のトラブルを予防・改善し、
治療を円滑にするためのお口の健康管理に関する本紙を
積極的にご活用ください。

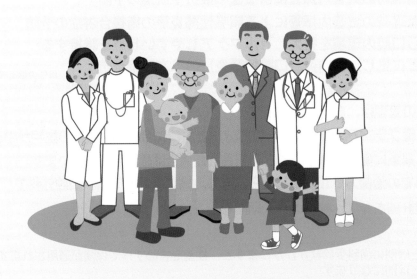

京都大学医学部附属病院 歯科口腔外科

歯周病が全身に及ぼす影響

お口は栄養の入口であると同時に、呼吸や構音 (発音) などの
全身にかかわるさまざまな役割を担っています。

糖尿病などの病気があると、歯周病（いわゆる歯槽膿漏）に
なりやすいというのはご存じかもしれませんが、
口の中が不潔な状態であると歯周病が進行して、
歯のまわりの血管から口の中の菌などが全身に広がってしまいます。
その結果、心疾患、脳卒中、糖尿病などの発症リスクが高くなります。

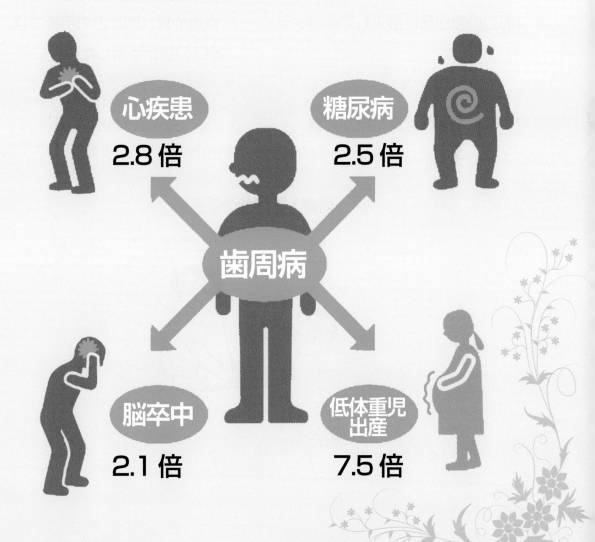

心疾患 2.8 倍

糖尿病 2.5 倍

歯周病

脳卒中 2.1 倍

低体重児出産 7.5 倍

手術とお口の健康

お口は栄養の入口であり、さまざまな細菌やウイルスなどの侵入経路です。

手術の影響や栄養状態・免疫機能の低下

↓

お口の中・のど・気管・肺などの感染に対する抵抗力の低下

↓　　　　　　　　　　　　　　　　↓

お口の菌が肺に侵入して肺炎を発症　　　頭頸部だけではなく、
　　　　　　　　　　　　　　　　　　食道や胃、肺などの手術では、
　　　　　　　　　　　　　　　　　お口の菌が手術した部位に感染

↓　　　　　　　　　　　　　　　　↓

本来の治療継続が困難　　　　　　　手術創の治癒延長

↓　　　　　　　　　　　　　　　　↓

治療入院期間の延長

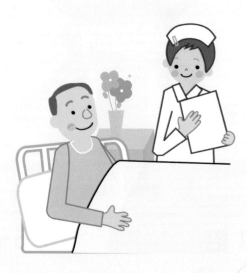

手術前後に注意すること

ぐらぐらしている歯はありませんか？

全身麻酔での手術は、人工呼吸器の管が口を通して気管に入ります。
この際、歯が折れたり、抜けたりしないように、術前に歯を守る準備が必要です。

手術前にお口の検査を行い、必要な治療を済ませておくことと、
お口の中を清潔に保つ練習をしておくことが大切です。

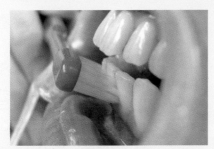 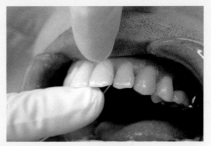

ブラッシングやデンタルフロスによる清掃

お口の中を清潔に保ちましょう！

歯垢（プラーク）などは歯周病の原因です。歯石や乾燥も誘因になります。

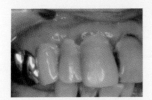

歯垢（プラーク）
生きた菌のかたまり。
日常の清掃で除去する。

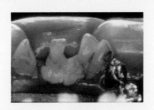

歯石
石灰化した歯垢が歯石。
専門的な器具で除去する。

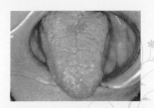

舌苔
菌の温床で、口臭の原因。
ブラシで除去が可能。

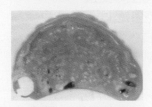

義歯（入れ歯）
カンジダ（カビの一種）
などの菌の温床になる。

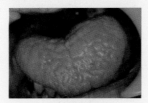

口腔乾燥
たんや、たんが角化したものが
つきやすくなる。

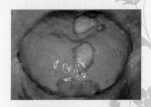

口腔粘膜炎・口内炎
粘膜の炎症部から菌が
入り込み、感染症を起こす。

手術前後に歯科口腔外科で行うこと

①お口の検査

★歯や歯肉の状態

★入れ歯の状態

★口腔粘膜の状態

★口腔衛生の状態

★口腔機能の状態

②歯科治療
・麻酔の際に歯が折れたりしないように術前に歯を守る準備をする
・お口を清潔に保ちやすい状態にする
・低栄養で体力が低下しないために手術前からよく噛める状態にする

③予防処置
★歯石除去や歯のクリーニング
歯垢や歯石を除去して、
専門の器具を用いて
歯の表面を滑らかにする

④口腔清掃指導
★口腔清掃・義歯清掃の支援
お口に合わせた用具の選択、
歯の磨き方、義歯清掃法、
保湿法などをアドバイス

⑤口腔機能訓練
★口腔機能向上の支援
口腔乾燥を和らげる方法や
おいしく食べる方法、
口腔機能訓練をアドバイス

化学療法・放射線治療中の
お口の健康管理

〜お口のトラブルを予防して治療を円滑に〜

これから化学療法・放射線治療を受けられる方は、
治療前からのお口の健康（清潔で、よく嚙めること）が大切です。

治療中に、お口のトラブルによって、おいしく食事ができなくなったり、
楽しく会話ができなくなったりするだけではなく、
口内炎などにより食事が十分にできないために体力が落ち、
入院の主目的である治療を続けることができなくなることもあります。

そこで、化学療法・放射線治療を始める前からお口のトラブルを予防・改善し、
治療を円滑にするためのお口の健康管理に関する本紙を
積極的にご活用ください。

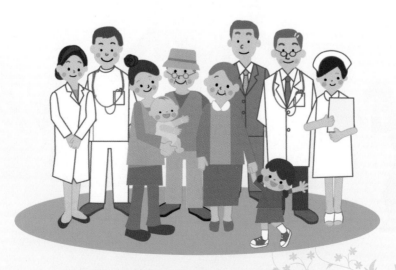

京都大学医学部附属病院 歯科口腔外科

歯周病が全身に及ぼす影響

お口は栄養の入口であると同時に、呼吸や構音（発音）などの
全身にかかわるさまざまな役割を担っています。

糖尿病などの病気があると、歯周病（いわゆる歯槽膿漏）に
なりやすいというのはご存じかもしれませんが、
口の中が不潔な状態であると歯周病が進行して、
歯のまわりの血管から口の中の菌などが全身に広がってしまいます。
その結果、心疾患、脳卒中、糖尿病などの発症リスクが高くなります。

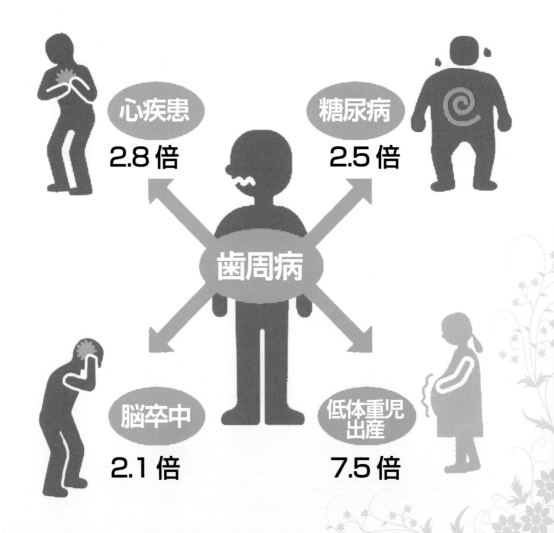

化学療法・放射線治療とお口の健康

化学療法・放射線治療は、がん細胞を攻撃しますが、
正常な細胞にも影響を及ぼし、副作用が出てしまうことがあります。
そのいくつかは口の中にも現れますが、口の中はとても敏感なため、
痛みを生じてしまうことがあります。

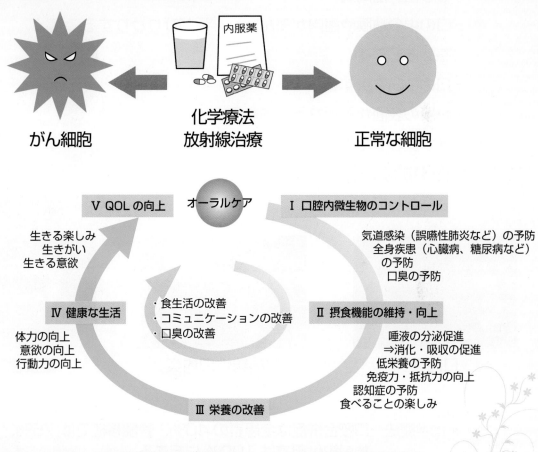

お口は、食事、会話、呼吸のためになくてはならない器官です。
がんの治療中でも、お口の健康を保ち、おいしく食べて
楽しい会話のある生活で病気に立ち向かっていきましょう。

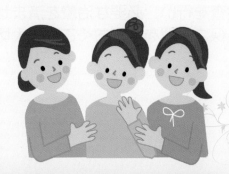

化学療法・放射線治療中と
　　その前後に注意すること

治療中、治療後には以下のような症状が現れることがあります。

・口内炎（口腔粘膜炎）

・むし歯、歯周病

・口の中の粘膜や歯肉が痛んだり、舌がひりひりする

・感染を起こす

・口の中が乾燥する

・粘膜の表面が剥がれる、腫れる

・味が変わったように感じる

・食べ物が飲み込みにくい

・会話がしにくい

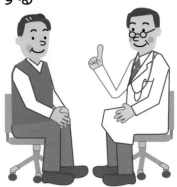

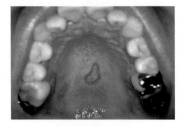
口内炎

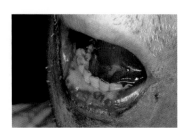
放射線性口内炎

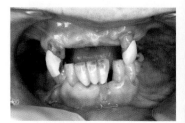
重度歯周炎

★化学療法…口腔合併症は全患者の 40%、骨髄移植では 75%、
　　　　　　放射線併用では 100% に起こる
★放射線治療…頭頸部がんは 100% に起こる
　　　　　　　　　　　　　　　　　　　　（ともに NIDCR 調査より）

これらの症状を少しでも軽くするため、
治療前にお口の検査を行い、必要な治療を済ませておくことと、
お口の中を清潔に保つ練習をしておくことが大切です。

抗がん薬治療による口内炎の特徴

抗がん薬治療による口内炎は、
治療開始後3～7日頃、
または白血球数が低下した
10～14日前後に出現します。
白血球は感染から体を守る
免疫の役割を担っていますが、
抗がん薬治療を開始すると
白血球数が減ってしまうため、
感染症にかかりやすくなります。

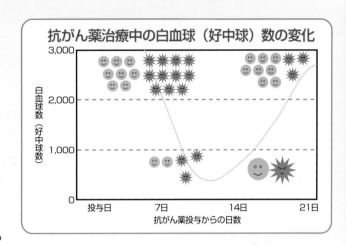

＜口内炎の発生時期＞

・治療後3～7日頃

　抗がん薬の分解物の一種である
　「フリーラジカル」が口腔粘膜に
　染み出し、粘膜にストレスを
　与えることが原因です。

・治療後約10～14日前後

　お口の中の局所感染が原因です。
　抗がん薬の種類や個人差はありますが、ご自身の治療は、
　「いつ」「どれくらい」白血球数が低下するのかを
　知っておきましょう。
　フリーラジカルによる口内炎が治りきらずに白血球数が
　低下すると、さらに口内炎を合併し、症状が悪化することも
　ありますので、早めに対処しましょう。

抗がん薬治療による口内炎の大部分は、治療後2～3週間するとほぼ治ります。
しかし、一度、口内炎が出現した部位は、その後も出現しやすくなりますので、
まずは予防に努めましょう。
また、口内炎だけでなく、以下の病気や症状を予防するためにも、
歯科治療や口腔機能訓練、お口の中を清潔に保つことは有効です。

・がん治療による口内炎の発症

・むし歯・歯周病、その他の口腔粘膜の病気

・口腔乾燥、口臭

・誤嚥性肺炎、細菌性心内膜炎などの感染症

全身麻酔の手術など、化学療法、放射線治療を受けられる方へ

お口のチェック、すまされましたか？

全身麻酔の手術などや化学療法、放射線治療
の前のお口チェックとケア（口腔機能管理）が
平成24年度から保険導入されました。
口腔機能管理は、肺炎などのお口に関連した
合併症の予防に有効です。
ご希望される方は主治医とご相談ください。

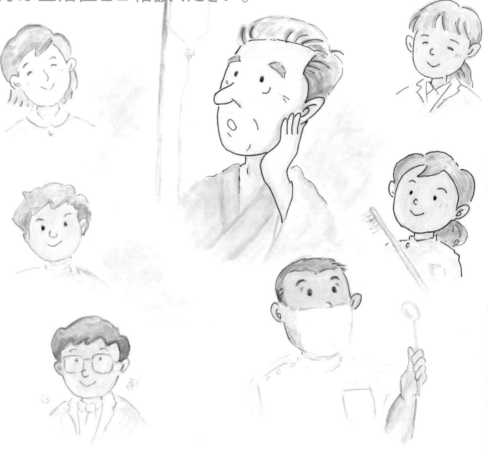

京都大学医学部附属病院 歯科口腔外

この度は弊社の書籍をご購入いただき、誠にありがとうございました。
本書籍に掲載内容の更新や訂正があった際は、弊社ホームページ「追加情報」
にてお知らせいたします。下記のURLまたはQRコードをご利用ください。

http://www.nagasueshoten.co.jp/extra.html

これからはじめる
周術期等口腔機能管理マニュアル　第2版　　　　　　　　　　　　　　ISBN 978-4-8160-1374-4

© 2013. 2.11　第1版　第1刷
　2020. 2.13　第2版　第1刷

監　　修　　別所和久
発 行 者　　永末英樹
印　　刷　　創栄図書印刷 株式会社
製　　本　　新生製本 株式会社

発行所　株式会社　永末書店

〒602-8446　京都市上京区五辻通大宮西入五辻町 69-2
（本社）電話 075-415-7280　FAX 075-415-7290　　（東京店）電話 03-3812-7180　FAX 03-3812-7181
永末書店 ホームページ　http://www.nagasueshoten.co.jp